誤《ご》嚥《えん》性《せい》肺炎が怖かったら「のど上げ体操」をしなさい

医師・医学博士・耳鼻咽喉科専門医
浦長瀬 昌宏　URANAGASE, Atsuhiro

時事通信社

はじめに

誤嚥性《ごえんせい》肺炎。最近よく聞きますね。肺炎が日本人の死因の第3位になって、大きな問題になっています。

食事のとき、ちょっとむせる。唾液や痰《たん》がのどにからまる感じがする。話の途中に咳《せき》ばらいをする。寝ている最中に咳き込むことがある。声の感じが変わってきた。

最初はそんな症状しかありませんが、本人も周囲も「飲み込み力」が衰えてきたことに気づきません。知らない間に、誤嚥が繰り返されることで静かに肺炎が進行します。飲み込むことは本人にしかできません。誰も手伝えません。「飲み込み力」の低下は、死に直結する深刻な病気です。実際、誤嚥性肺炎で亡くなった人の肺には、誤嚥して飲み込めなかった食べものが残っていることがあります。

そうならないための体操やトレーニングが流行っています。テレビや健康雑誌でもよく取り上げられるからご覧になったことがあるかもしれません。私もよく出演しますが、こういう対策が広がっていくのはとてもいいことだと思います。

ただ、紹介されるトレーニングの多くは、医療機関で重症の嚥下障害の方に行われているものばかりです。実際に飲み込むことを再現して、鍛えるものはひとつもありません。いわば、のどの準備体操や柔軟体操ばかりです。

なかには、「カラオケで歌っているから大丈夫！」と思っている方もいらっしゃるかもしれません。しかし、「ちょっとむせたり、咳ばらいが増えた」といった「これからに備える」人たちには、もっと効果的な方法があるのです。私は、「飲み込み力」の低下を防ぐためには「たった一つのことを1日30秒やれば問題は解決する」と考えます。

ちょっとつばを飲み込んでみてください。首の前に手をやると固くて出っ張っているところが上に上がったのが分かるでしょう。これが「喉頭《こうとう》＝のど」です。私のトレーニングはこの「のど」を上げたり、下げたり、止めたりするだけでいいのです。「のど上げ体操」です。

のどの上げ下げ。普段、無意識でやっている「飲み込む」という動作を意識的にやる。この単純なことが基本です。

この本の真ん中あたりにある、ページの端（小口《こぐち》）に色が付いた第3章。ここに「たった一つのこと」が書いてあります。この部分をじっくり読んで「のど上げ体操」を毎日やってみてください。食事の後、寝る前、電車に乗っている時など、たった30秒でいいのです。それ以上やる必要はありません。

皆さんは忙しいと思います。「脳トレ」や「筋トレ」といった他のトレーニングをしている人もいるでしょう。仕事や家事も忙しい。だから飲み込み力のためにするのはこれ一つだけ。ただ忘れないで、必ず毎日やってください。健康で長生きして、死ぬまでどんなものも美味《おい》しく食べられます。

日本で初めて、そして唯一の「嚥下トレーニング外来」を開設して、多くの患者さんと接した私の経験を、本書にはすべて投入しました。必ず役立てると思います。

目次

第2章　誤嚥を防ぐ〝のど〟のしくみ

第3章　誤嚥性肺炎を防ぐために絶対やってほしいたった一つのこと＝「のど上げ体操」

第4章 「のど上げ体操」と一緒にやってほしいこと ――誤嚥性肺炎を防ぐ9のコツ

第5章 「のど」と「飲み込み力」に関する何でもQ&A

第6章　「飲み込み力」を鍛える方法を見つけるまでの道のり

第1章

「むせる、咳き込む」は危ない兆候

しっかり飲み込めないことで起こる「肺炎」とは

「はじめに」でも述べましたが、近年にわかに注目されるようになった病気があります。

そう「肺炎」です。

肺炎は、２０１１年にそれまで日本人の死亡原因の第３位だった脳血管疾患を抜いて、がん、心疾患に次ぐ第３位になりました。年間死亡者数は約12万人で、その95パーセントが65歳以上の高齢者です。その数はいまも年々増加傾向にあります。

肺炎は高熱が出たり激しく咳《せき》が出たりする病気なので、「風邪やインフルエンザをこじらせたもの」といったくらいの認識の人も多いかもしれません。でも、人間の呼吸をつかさどる肺が冒されるわけですから、呼吸困難からやがて死をも招く恐ろしい病気です。

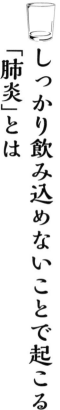

「予防注射すればいいんだよね」と思っているのなら、少し認識を改めたほうがいいでしょう。予防注射で防げるのは肺炎球菌性肺炎で、これは肺炎全体の原因菌のなかでは約30パーセントにすぎません。

「でも65歳以上は肺炎予防注射を！　と盛んにテレビで言っているじゃないか」と思う人も多いでしょう。ところが、実際には予防注射をしても防げない肺炎がたくさんあります。肺炎というと、なんとなく細菌やウイルスに感染して起こる病気だとイメージしているかもしれませんが、その感染には特別な原因があるのです。

実は、肺炎の7割を占めるのは「誤嚥性《ごえんせい》肺炎」です。

誤嚥性肺炎は最近さまざまなメディアで取り上げられるようになっていますから、聞いたことがあるという人も多いはずです。

有名人でも誤嚥性肺炎で亡くなっている人が増えています。元プロ野球選手の豊田泰光さん、俳優の日下武史さん、タレントの山城新伍さん、元プロレスラーのラッシャー木村さんなどがそうですね。

誤嚥性肺炎で入院している人は2万人以上に上りますから、これからも亡くなる人はますます増えていくと思われます。

一般的な肺炎はもちろん脅威ですが、もっとも恐ろしいのは誤嚥性肺炎といえるでしょう。けれど、誤嚥性肺炎は私たちが自力で予防できる肺炎でもあるのです。

誤嚥性肺炎ってどういう病気？

誤嚥性肺炎について知ってもらうために、まず「誤嚥」について説明します。

誤嚥とは、本来のどの中から食道に入らなければならない食べものが、気管に入ってしまうことです。

食事のときにむせることがありますね。このときに起こっているのが誤嚥です。

では、なぜ誤嚥してしまうのでしょうか。

それは「のど」、専門用語でいうと「喉頭《こうとう》」をしっかりと上に動かせないからです。

ここで、のど（喉頭）がどのように働いているのかを簡単に説明します。

食べものは口からのどの中を通って食道に入り、空気は鼻からのどの中を通って気管・肺に入ります。つまり、のどの中は食べものと空気が通る道の「交差点」になっています。食べものも空気ものどの中を通りますから、それぞれを適切な道に交通整理しなくてはなりません。

この交通整理をしているのがのど（喉頭）なのです。のどが上に動くと食べものは食道に運ばれ、気管の入り口がふたをされるようになっています。のどが上に動くということだけで、食べものと空気の交通整理をしているのです。

気管に入ってはいけないものは、食べものだけではありません。空気以外のものが気管に入ってしまえば、それはすべて異物です。

もしのどがタイミングよく上がらなければ、異物は気管を通って肺まで運ばれてしまう危険性があります。異物が肺の中に入ったままになれば、それを足がかりに炎症が起こってしまいます。

●誤嚥性肺炎を発症するしくみ

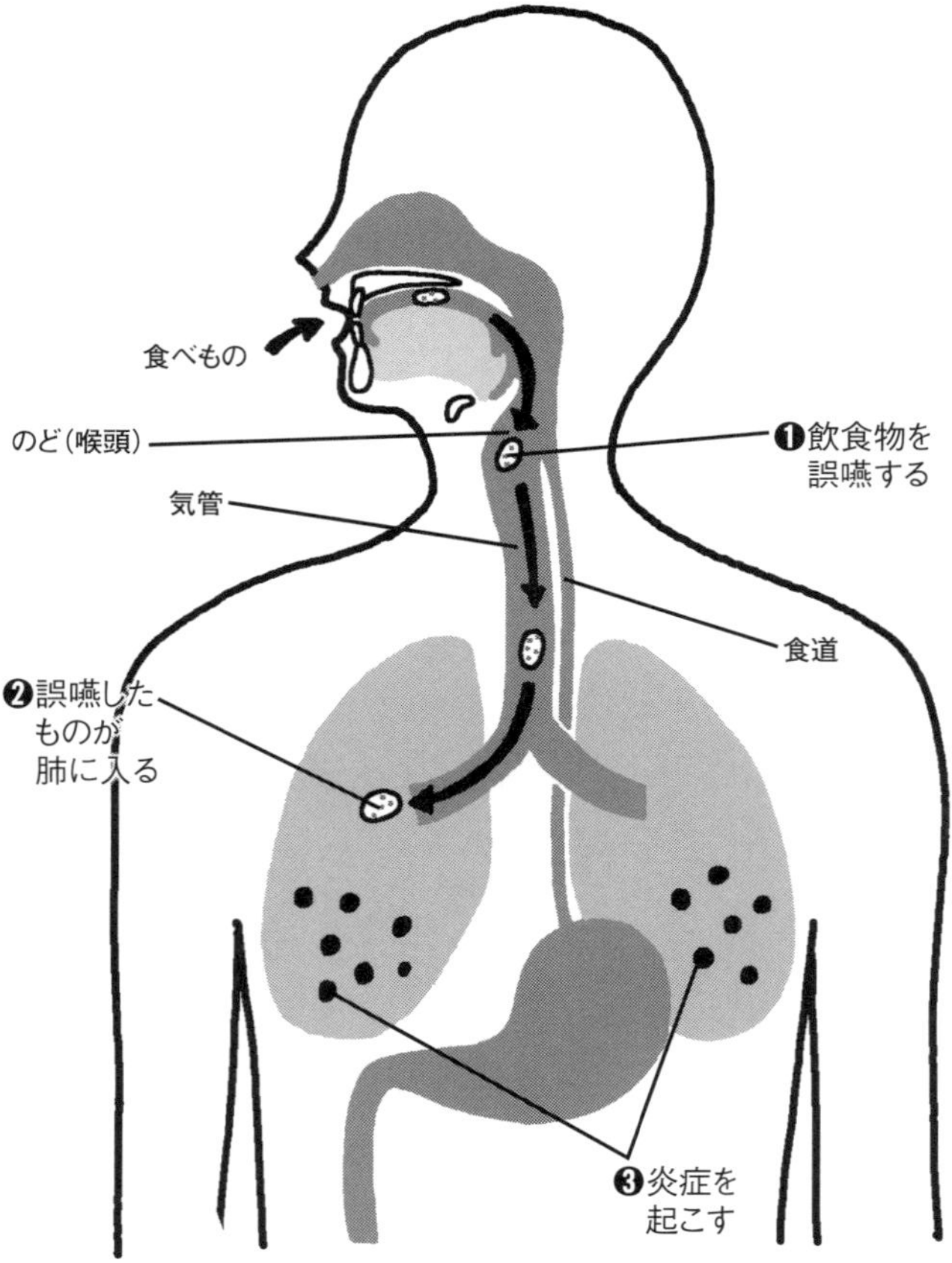

これが誤嚥性肺炎です。

「誤嚥性肺炎」と確実に診断するためには、内視鏡をのどの中に入れて、食べものを飲み込む機能（嚥下《えんげ》機能）を評価する必要があります。

嚥下機能を評価することなく誤嚥性肺炎と診断する医師がいますが、それは正確な診断ではありません。

飲み込むことはのどが上にタイミングよく動くことですから、誤嚥性肺炎はのどの動きが悪くなることが原因で起こるといえるのです。

誤嚥性肺炎は異物が気管や肺に入れば入るほど起こりやすく、かつ重症化します。異物が気管に入らないようにするためにはのどをしっかりと動かせて、上に動かせるようにしておかないといけないのです。

誤嚥性肺炎を防ぐ関門は二つある

では、どうすれば誤嚥性肺炎を防げるのでしょう。

誤嚥性肺炎を防ぐには、二つの関門を鍛えればいいのです。

第一関門はのどを上に動かせるようにしておくこと、すなわち「飲み込み力」です。

食べものや飲みものをのどの中から食道にしっかりと送り込む能力、すなわち誤嚥をしないようにする能力のことです。しっかり飲み込めれば異物が気管に入ることはないわけですから、肺炎にかかることはありません。

しかし、飲み込むことを普段から考えて行っている人など、ほとんどいません。多くの人は飲み込むことに無頓着です。

人は、飲み込む動作を胎児のときに羊水を飲んで練習します。しかし、生まれてからは飲み込みの練習など誰もしませんね。ですから、どのようにして飲み込んでいるのかを忘れてしまっていることが多いのです。

「無意識に飲み込めているのだから、大丈夫じゃないの？」

そう思っているあなたは要注意です。

「飲み込み力」は、老化によって気がつかないうちに弱くなってしまいます。これを高めるためには、まず人がどのようにして飲み込むかを理解し、そのうえで飲み込む動作を鍛えることが誤嚥性肺炎を防ぐ最短距離なのです。


第二関門はむせたり咳をしたりすること、すなわち「吐き出し力」です。

これは間違って気管に入ってしまった異物を、外に出せるようにする能力のことです。誤嚥をしてのどの中から気管に異物が入ってしまっても、肺からの呼気で吐き出せれば、異物が肺に流れ込むことはありません。しっかりとむせて、肺に異物が入らないようにすれば肺炎にはならないのです。一般的には、むせること自体が悪いことだと考えられがちです。しっかりと飲み込めず、誤嚥してしまうことは問題ですが、むせること自体は悪いわけではありません。

私たちは、息をすることも飲み込むことと同じように意識して行っているわけではないので、年齢を重ねるとともに息をする能力も徐々に弱くなっていくことになかなか気づきません。しかし、この能力も意識して鍛えれば高めることができます。

誤嚥性肺炎は、「しっかりと飲み込むこと」と「誤嚥しても気管から外へ異物を出すこと」の両方ができなくなると、起こる確率が非常に高くなる病気なのです。

「飲み込み力」と「吐き出し力」。

この二つを鍛えれば、誤嚥性肺炎になる確率を大きく下げることができます。

あなたの「誤嚥性肺炎にかかる危険度」は？

誤嚥性肺炎は、「飲み込み力」と「吐き出し力」が弱くなればなるほど、かかりやすくなる病気です。

次の①〜⑤の症状がいまあるかどうか□にチェックしてください。あなたの「誤嚥性肺炎にかかる危険度」がどのくらいなのかが分かります。

①食事中、咳やむせが気になるようになった □

「飲み込み力」が弱り始めると飲み込む動作に余裕がなくなり、タイミングがずれやすくなります。すると、何かを食べたり飲んだりするときにうまく飲み込めなくて、咳やむせが起きるようになってきます。

しかし、これだけでは肺炎にかかる可能性は高くありません。

②のどの中に痰《たん》がたまるようになった □

私の診療科には、「最近、痰がからんで困る」といって来る患者さんがいます。内視鏡でのどの中を見てみると、痰ではなく唾液《だえき》がたまっていることがよくあります。「飲み込み力」が衰えてくると、少しずつ唾液がのどの中にたまるようになります。

反射的に飲み込みはするものの、のどの上がり方が弱いので、しっかりと唾液を飲み込めていないからです。また、飲み込む動作が弱くなり、スムーズに飲み込めなくなってきます。こうなると飲み込むときにのどが詰まった感じがしたり、こもった声になったりして、普段の生活の中でも違和感が表れたりします。

③寝ているときに咳をするようになった □

さらに「飲み込み力」が低下してくると、飲み込みきれずにのどの中に残った唾液が多くなって、寝ている間に少しずつ気管に流れ込むようになります。

寝ている間は意識がなくなっているので、気管に異物が流れ込んだことを感じにくくなります。気管に唾液が流れ込む量や回数が増えてくると、夜中に咳が出るようになります。

食べものを誤嚥するのではなく、寝ている間にじわじわと自分の唾液を誤嚥しているのですから、自分だけでなく周囲の人も気づきにくいのが特徴です。高齢者が夜中の布団の中で咳き込んでいるのは、「飲み込み力」の低下が原因ということがあるのです。

また、年齢を重ねると胃や腸など、内臓の働きも悪くなってきます。すると食べたものや胃酸が逆流してのどに戻り、気管に流れ込みやすくもなります。

④食事中、必ず一度は咳やむせをするようになった □

いよいよ飲み込めなくなってくると、食事中の誤嚥が始まります。

気管に流れ込んだ食べものや飲みものを吐き出そうと、むせたり咳き込んだりすることが多くなります。また、しっかりと飲み込んだと思った食べものがのどの中に残ることも多くなり、これが少しずつ気管に流れ込むようになります。すると、食事中にむせたり咳き込んだりすることが多くなってくるのです。

気管に流れ込む食べものや唾液の量が増えてくると、肺が少しずつ炎症を起こすようになります。しかし、あまりはっきりとした症状は表れません。

むせたり咳き込んだりできるうちは、重症の肺炎にはなりません。反射的にむせや咳が出る体力があることと、それによって肺まで食べものが到達しないからです。

⑤食事中、頻繁に咳やむせをしていたのにしなくなった □

食事中や食後のむせや咳が出なくなってくると、いよいよ〝赤信号〟です。異物が気管に入っても、吐き出せているうちは、肺炎にはかかりにくいのです。しかし、気管に異物が入っても咳が出なくなるということは、気管に異物が入り込み放題になっているということです。そうなると、肺炎がほぼ必発という状態になってしまうのです。

老化が進むと体の反応が鈍くな

●のどの老化が進むほど、誤嚥性肺炎にかかりやすくなる

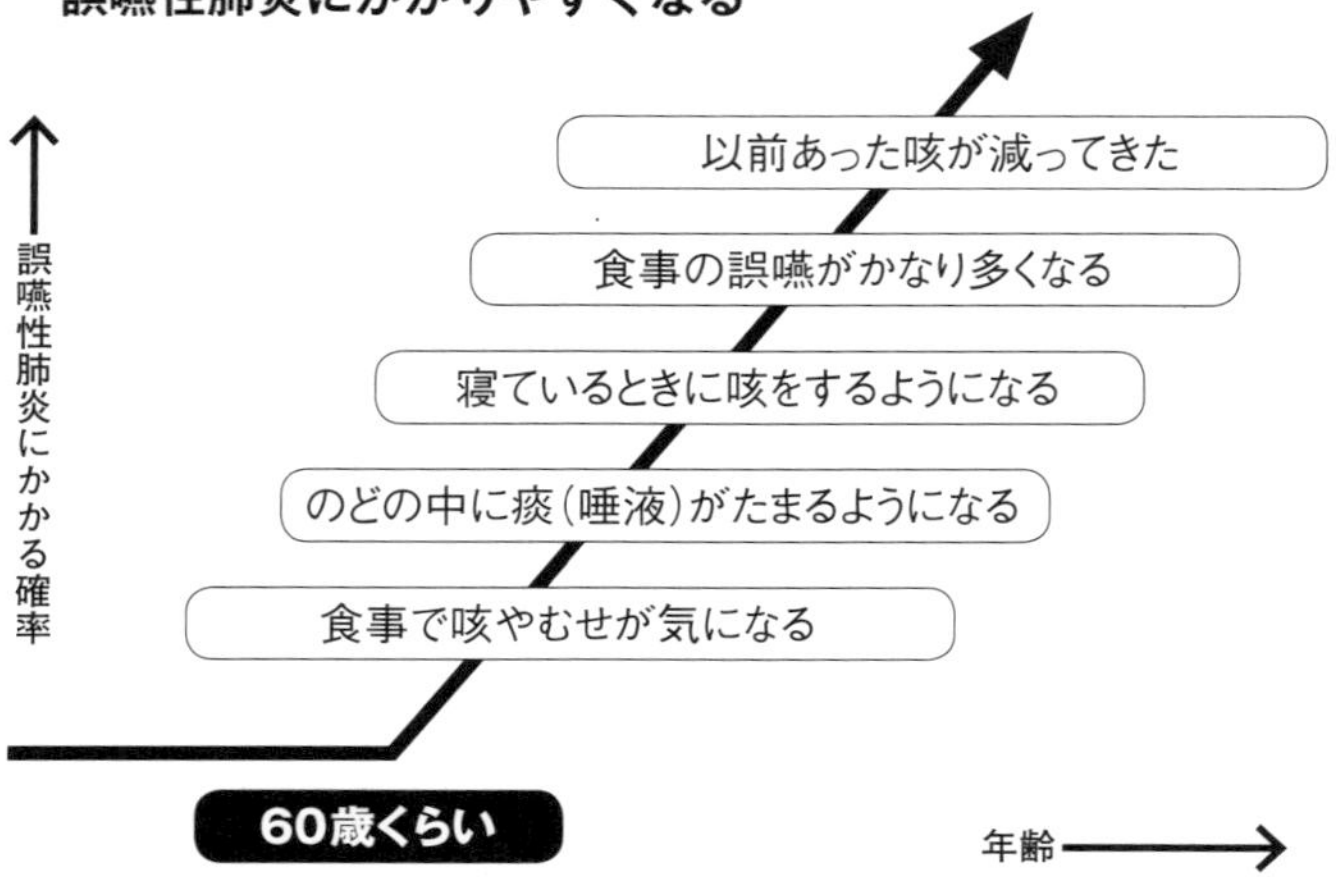

以前あった咳が減ってきた
食事の誤嚥がかなり多くなる
寝ているときに咳をするようになる
のどの中に痰（唾液）がたまるようになる
食事で咳やむせが気になる
誤嚥性肺炎にかかる確率
60歳くらい
年齢

り、むせや咳が出にくくなるだけではなく、発熱もしにくくなります。すると肺に炎症が起こっても、発熱や激しい咳き込みなど、いわゆる肺炎らしい症状が出にくくなってしまうのです。

症状がはっきりしなくても肺炎は起こり続けますから、徐々に体調が悪くなり、体重が減っていきます。そして、知らない間に体の抵抗力や体力そのものが奪われていくのです。

高齢者が、はっきりとした症状がないのにもかかわらず調子が悪そうで、体重がどんどん減ってくるようであれば、誤嚥性肺炎にかかっていないかを疑う必要があります。

思い当たる症状はありましたか。

あくまでも目安ですが、チェックがついた方の「のど年齢」は、以下のようになります。

①食事中、咳やむせが気になるようになった……………60歳代
②のどの中に痰がたまるようになった…………………70歳代
③寝ているときに咳をするようになった………………80歳代
④食事中、必ず一度は咳やむせをするようになった……90歳代
⑤食事中、頻繁に咳やむせをしていたのにしなくなった……100歳代

あなたが50代で「のどの中に痰がたまる、違和感がある」なら、危険信号が点滅しているといえます。

＊ここに紹介したような症状は、他の病気でも起こる可能性があります。特に咽頭《いんとう》や喉頭、食道に悪性腫瘍ができた場合などにも同じような症状が起こります。また、のどの中に炎症を起こす病気や気管支・肺の病気にかかっている場合もあります。もしこのような症状が続く場合には、自己判断せず医療機関を受診してください。

「飲み込み力」は確実に弱くなる

実は、誤嚥性肺炎で亡くなる人は、その多くが認知症を患っていたり、寝たきりだったりして、体が弱りきっている高齢者です。

そのような人の多くは知らず知らずのうちに誤嚥を繰り返し、さらに誤嚥したものを押し返す「むせる」「咳き込む」といったことも難しい状態です。むせたり咳き込んだりするにもそれ相応の体力が必要なわけですが、寝たきりの高齢者などはその体力もほとんどありません。

「なーんだ、高齢者がかかる肺炎なら心配ないじゃないか」

そう思うかもしれませんが、実はその老化は40代から始まります。ほとんどの人はそのことに気づかず、何も手を打たないため、どんどん「飲み込み力」は低下していきます。

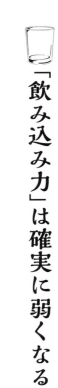

「飲み込み力」の老化は、ゆっくりゆっくり、本人すら気づかないうちに進行していきます。自分の歩くスピードが年々遅くなっていることになかなか気づけないように。足腰の筋肉が衰えると、つまずいたり、歩くスピードが遅くなったりします。脳の認知機能が衰えてくると、人との会話がかみ合わなくなったり、いまやったことをすぐに忘れてしまったりします。

このようにはっきりした症状が表れれば、その機能の衰えに周囲の人も、そして自分も早期に気づくことができます。

ところが、「飲み込み力」が弱っていることにはなかなか気づけません。飲み込むことは呼吸などと同じように、無意識のうちに行っていることです。人間にもともと備わっている機能のひとつなので、本人が「飲み込んでやるぞ」と意識してやっているわけではないのです。

呼吸は無意識のうちに1分間で約20回、1日2万8800回行っています。飲み込みも1日700回も行っているのに、それほどの回数を行っていることを実感することはまずありません。機能が衰え、無理して行わなければできないという段階になって初めて気づくのです。

ですから、むせたり咳き込むことが多くなったりしても、すぐに「飲み込みが悪い」ということに直結する人は少ないのです。ましてや、その段階で病院に行って診《み》てもらおうなどと考える人はまずいません。

「飲み込み力」の衰えは、はっきりと飲み込めなくなるまで、本人も周囲も気づかないまま放置されることが多いのです。

「飲み込み力」の低下に気づかず何もせずに時を過ごせば、10年後、20年後、あなたののどは必ず深刻な状況になっているはずです。

ですから「飲み込み力」低下の初期サインである、「むせる」「咳き込む」が増えてきたことを見逃してほしくないのです。

クルマが故障するときには、小さな異音がしたり妙な臭いがしたりします。人間だって同じこと。「飲み込みアンテナ」を常に張り巡らせ、小さな変化を敏感に察知し、**誤嚥性肺炎にならないための予防措置を施すことが大切なのです。**

「飲み込み力」の低下は絶対に防がなければいけない

「飲み込み力」の衰えについて、もう一つ知っておいてほしいことがあります。それは、**のどを動かす「筋力」は、飲み込んだり咳を引き起こしたりする「反射機能」よりも早く衰えるということ**です。

「食事中に咳やむせが増える」「のどに唾液がたまる」というのは、飲み込む動作が反射的に起こらないからではありません。

食事でのむせは、のどがしっかりと動かなくなり、ちょっとしたタイミングのずれに対応できなくなることで起こります。唾液がのどにたまるのは、のどがしっかりと上がらず、唾液をきれいに飲み込みきれていないからです。

つまり、のどは反射的に動いているものの、のどの動きが弱くなっているために「飲み込み力」が弱くなっているのです。

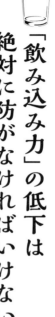

「のどを動かす筋力を鍛える」ことは割と容易にできます。となれば、皆さんがまず鍛えるべきは、「のどの筋力」ということになるのです。

「飲み込み力」の低下を防がなければならない理由は、他にもあります。それは、飲み込み力が弱りきってしまってからでは、有効なリハビリができないからです。

重症の嚥下障害になった患者さんをリハビリされている医療関係者の皆さまには、心の底から敬意をもっています。

しかし、はっきりいうと、**老化で重症の嚥下障害になると治ることはありません。**寝たきりになるくらい足腰が弱ってしまうと、そこから回復するのはたやすいことではありませんが、飲み込み力が弱ってしまってからの訓練は、それ以上に困難なのです。

「飲み込むこと」の場合、ゼリーなどを実際に飲み込んでもらうことが有効な訓練ですが、食べものが気管に入ってしまう誤嚥のリスクがあるため、訓練は慎重に行わなければなりません。

そうなると、たやすく飲み込めるものしか飲み込ませることができないので、なかなか訓練をしても改善するのが難しいのです。


例えば、「全力で飲み込むこと」をしたことがあるでしょうか？

全力で飲み込むとは、飲み込むときに、意図的にのどをしっかり上げて飲み込むことですが、これは意識的にのどを動かせるようにならなければできません。

残念ながら、嚥下反射という体の反応によってしか、のどを動かすことができなければ、力の加減がまったくできず、最低限飲み込める程度ののどの動きしかしていないことが多いのです。

口から食事がとれなくなれば、体力は一気に落ちてしまいます。それは、歩けないことで起こる体力低下とは比べられないくらい早いスピードで進行します。

「飲み込み力」を鍛える——人はどのようにして飲み込んでいるか

そもそも「飲み込む」ということはどういうことかについてお話ししましょう。

私たちは毎日3回食事をとり、間食もし、夜には居酒屋でビールを飲み……を、意識することなく繰り返しています。

人は1日に700回も飲み込んでいますから、飲み込むことはとても身近な行為といえます。しかし、「飲み込む」という動作がどういうことかはあまり知られていません。

歩くことなら「脚を交互に前に出す動作」だと全員が分かります。また、まばたきも「目を開けたり閉じたりする動作」だとすぐに分かります。

では、飲み込むことはどんな動作なのでしょうか。

試しに何かを飲み込んでみてください。あなたののどはどうなりますか？

よく分からないのなら、のどの中央部のちょっとコリコリした部分を触りながら飲み込んでみてください。

飲み込む瞬間、触っていたところが上に大きく動きませんか。飲み込んだ瞬間、のどが想像以上にダイナミックに動くことに気づいたと思います。そして、のど以外はほとんどどこも動いていないことも分かるはずです。

飲み込むことは非常に単純な動作です。ただ「のどが上に動く」ことなのです。体感としては、首の前のほうがちょっと動くだけのことです。

のどが上に動くことは、一見あまり重要なことではないように思えます。しかし、この動作は一挙に三つのことをしている非常に大切な動きなのです。

詳しくは第2章で説明しますが、のどが上に動くだけで、

①食べものを食道に送り込む

②気管の入り口にふたをする

③食道の入り口を開く

●のど（喉頭）が上に動いて飲み込んでいる

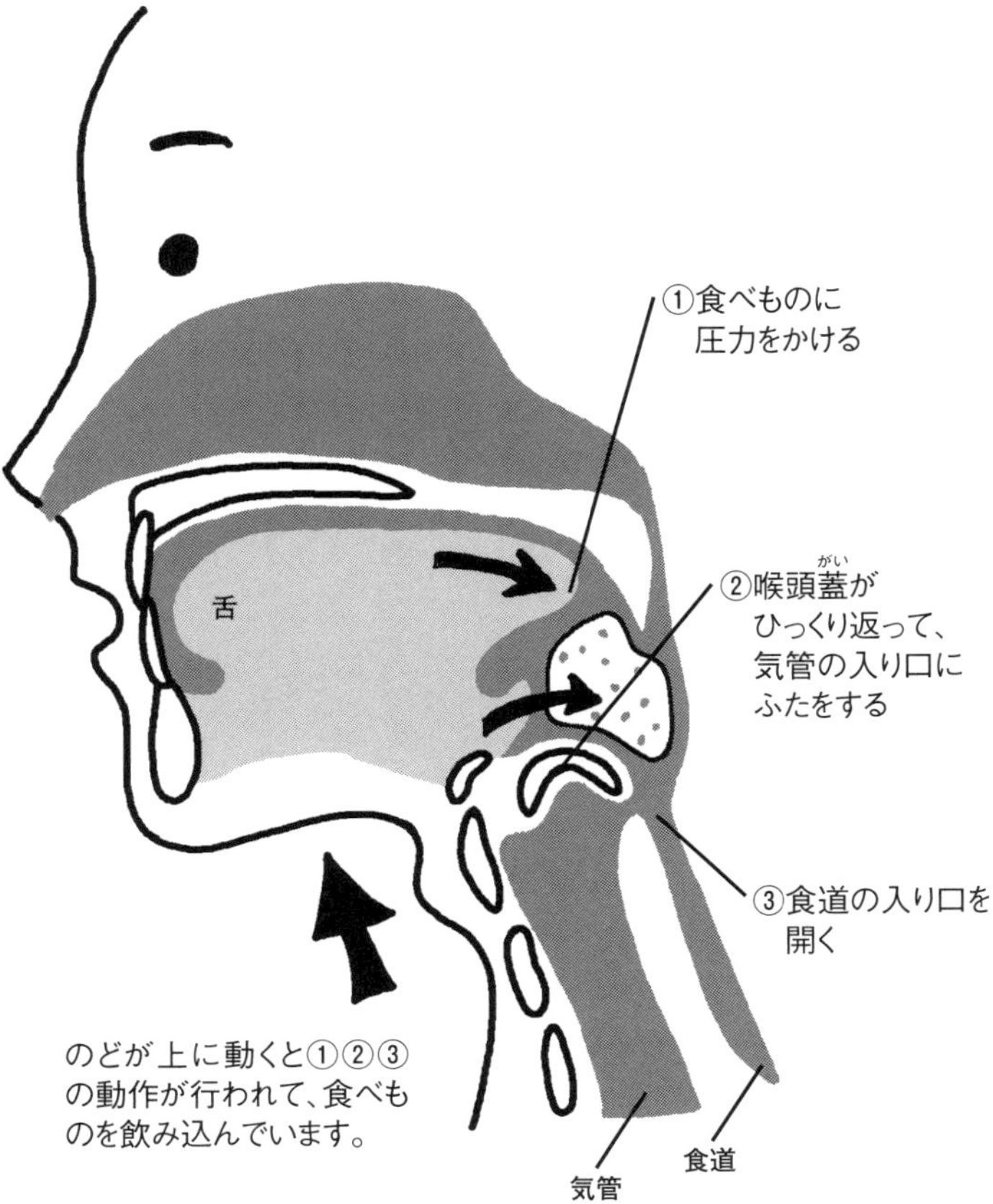

このすべてを行っているのです。

信じられないのであれば、首の前を触りながらのどを動かさないで飲み込んでみてください。

のどを動かさずに飲み込むことは絶対にできません。のど以外を動かさずに飲み込むことはできますが、のどが動かなければ飲み込むことはできないのです。

逆にいえば、のどをしっかりと上に動かせれば飲み込めます。脚を交互に前に動かせれば歩けるのと同じことですね。

人は飲み込むことですべての栄養を摂取しています。「飲み込み力」＝嚥下機能は、人が生きていくうえでもっとも大切な機能のひとつということは間違いありません。

あなたも「のどの認知症」!?

「飲み込めるなんて当たり前。私は飲み込むことに苦労していないから関係ない」

もしあなたがそんなふうに思っているのなら、まずはあなたの意思で、自分ののどを動かせるかどうかを確かめてみてください。

首の前に指先をつけてください。何も飲み込まないで、のどを上下に動かすことができるでしょうか？

この動きができなければ、あなたは自分の意思でのどを動かすことができない人です。

私は、自分の意思でのどを動かすことができない状態を「のどの認知症」と呼んでいます。

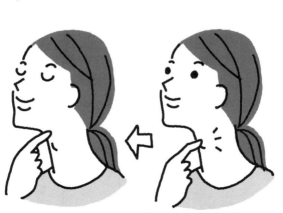

首の前に指先をつけ、何も飲み込まないで、のどを上下に動かすことができますか？　できなければあなたは「のどの認知症」です。

この「のどの認知症」の人は、年齢や性別に関係なくたくさんいます。

飲み込み力がどれだけあるかは関係なく、何かを飲み込まないとのどを動かせないという人です。病気の後遺症や年齢などに関係なく、のどの筋力が弱っているわけでもないのに、できない人はできない。自分で自分ののどの動きをコントロールできないのです。

なぜ自分の意思でのどを動かすことができないのでしょうか。

飲み込む動作が外から見えにくいということもありますが、最大の理由は飲み込むことを「反射まかせ」にしているからです。

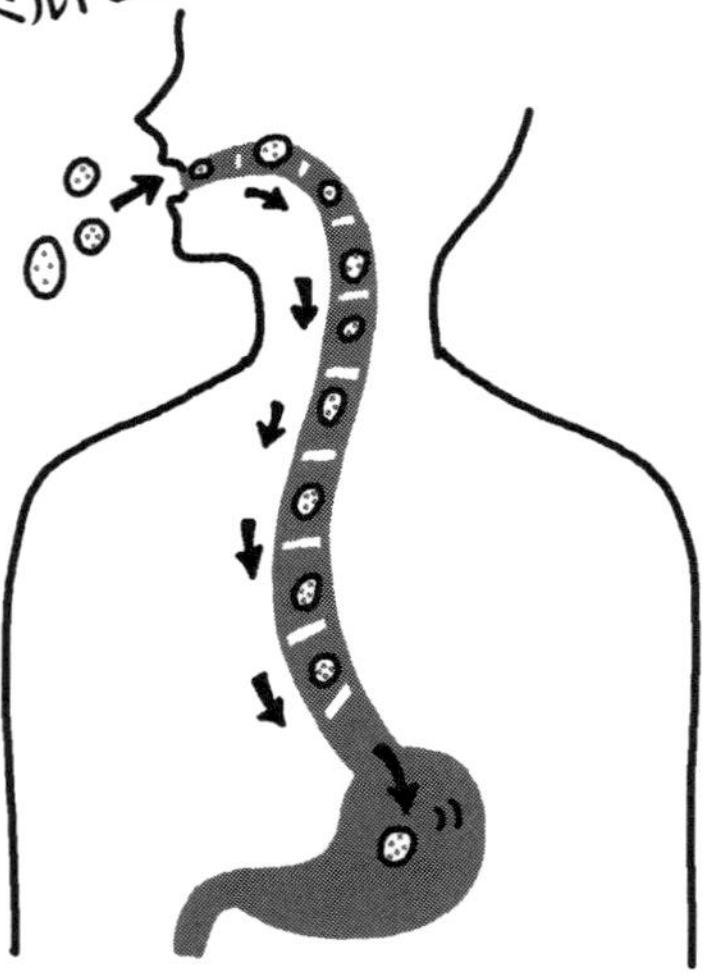
口から食べたものは
ベルトコンベアで胃まで運ばれる!?

元気な人は、普段自分がどのように飲み込んでいるかなんて真剣に考えたことがありません。口に食べものを入れてかみ砕きさえすれば、あとは自然に食道に流れて、勝手に胃まで運ばれていきます。口から胃まで、ベルトコンベアでつながっているかのように、無関心のうちに流れていきます。

私たちが、まったく何も考えずに飲み込めているのは、飲み込むことが「嚥下反射《えんげはんしゃ》」で行われているからです。この「嚥下反射」によって、ひとかたまりにされた食べものは、のどの中から食道まで一気に運ばれていくのです。この働きは呼吸やまばたきなどと同じように、まったく意識せずに行うことができます。

ですから私たちは、のどは「勝手に動いているもの」だと思い込んでしまっているのです。

それゆえに、脳梗塞などで反射が弱まれば、のど（喉頭）が上がらなくなるということは理解できても、「反射でなくてものどを動かすことはできる」とは、なかなか考えないのです。

人は無意識で呼吸をしていますが、深呼吸となれば自らの意思で大きく息を吸って吐くことができますね。まばたきも普段は無意識でやっていますが、意識的に目を閉じることもできます。

同じように、普段は無意識で動いているのどを意識的に動かすこともできます。もちろん何も飲み込まなくても、のどをあなたの意思で動かすこともできるのです。

つまり、のどの認知症は簡単に治すことができるということです。

最初はできないかもしれません。しかし、この本を読むことができるあなたは、必ずのどを意識的に動かすことができるようになります。なぜなら、のどを動かすことはすでに毎日行っている動作なのですから。

自分がどのようにして飲み込んでいるかを、この本で確認してみてください。理解力も筋力もある若いうちから、予防法を習得することが何よりも大事なのです。

飲み込む動作を意識することから始めよう

私たちは、日々何度も食べものを口に入れています。そのつど私たちは、次の三つの動きを行っています。それぞれに少し難しい医学用語も紹介しておきましょう。

①口の中に食べものを入れる……摂食《せっしょく》
②食べものの形を整える…………咀嚼《そしゃく》
③食べものを飲み込む……………嚥下《えんげ》

この三つの動きのうち、いちばん重要なのはどれだと思いますか。

それはもちろん③の「食べものを飲み込む（嚥下）」です。

食べものを口に入れることと、飲み込みやすく形を整えてもらうことは誰かにやってもらうことができます。しかし、**最後の「ごっくん」だけは絶対に誰にも手伝って**

もらえません。医学用語でいうところの「嚥下」だけは、完全に自分だけで行わなければならないのです。

誰にも手伝ってもらえないのですから、自力で飲み込めなくなることは食べられなくなることとイコールです。

誰にも手伝えない以上、飲み込み力を鍛えることもあなた自身で行うしかありません。とはいうものの、ほとんどの人が飲み込むことを「反射まかせ」にしているのが現実です。完全に受け身の姿勢です。

「たとえ反射まかせでも、しっかりと飲み込めているから何も問題はないじゃないか」と思っていませんか？

しかし飲み込むことを反射まかせにしていると、確実に飲み込み力は弱くなっていきます。普段どおりに飲み込んでいるだけでは、筋肉への負荷が軽すぎるからです。「飲み込み力」をしっかりと鍛えることにはならないのです。

あなたの意思でのどを動かすことができるようになれば、目一杯力を入れて飲み込むことができます。全力で10回飲み込めば、あごの下の筋肉が相当疲れると感じるでしょう。普段は能力のわずかしか使わないで飲み込んでいるため筋肉は鍛えられず、1日何回飲み込んでも逆に筋力は弱くなってしまうのです。

あなたが「飲み込み力」を本気で鍛えたいと思うのであれば、すべきことはのどの動きを自分自身でコントロールすることです。

それができれば、「のどの認知症」から脱却できたといえます。まずは何かを飲み込むときに首を触り、飲み込む動作を意識することから始めましょう。

自分でのどをコントロールできる効果①
——誤嚥しない飲み込みができる

自分自身でのどをコントロールし、のどを意識的に動かせるようになると、どのような効果が得られるのでしょうか。

まず一つは「100%誤嚥しない飲み込み方」ができるようになります。

一般の人に「食事でむせないようにするにはどうしますか?」と質問すると、返ってくる答えはたいてい「ゆっくり食べる」「ひと口を少なくする」です。

もちろんこの答えは正解です。

しかし、この答えは「飲み込むことは反射まかせで、自力で改善できない」ことを前提にしています。

また「食事に集中すればむせない」という人もいます。しかし「何に集中すればいいのでしょう?」と尋ねると答えられません。

このような答えしか出てこないのは、飲み込むことがどんな動作かを理解できていない証拠です。飲み込むこととはのど(喉頭)がタイミングよく上に動くことですから、むせないように飲み込むためには、飲み込むときにのどを上げるだけでいいのです。飲み込むときだけのどを意識的に上げれば、気管に入ってむせる、つまり誤嚥することはありません。

食事中にむせてしまうのは、反射まかせで飲み込んだ結果、のどが上がるタイミングがずれてしまったり、しっかり上がらなかったりするからです。もし意識的にのどを上げることができれば、のどは十分に高く上がりますし、タイミングがずれることもありません。**大切なことは「飲み込むぞ」とあいまいに「思う」ことではなく、タイミングを合わせて、のどを上に意識的に動かすことなのです。**

誤嚥性肺炎を防ぎたいのであれば、まずは誤嚥しない飲み込み方を覚えることがもっとも大切です。そのためには反射まかせに飲み込むのではなく、のどを意識して動かして飲み込めるようにならなくてはなりません。

自分の意思でのどを動かすこと。これこそが誤嚥しない唯一の方法です。

自分でのどをコントロールできる効果②
——のどの筋力や柔軟性を高められる

自分自身でのどをコントロールし、のどを意識的に動かせるようになると、もう一つよいことがあります。

それは**「のどの筋力や柔軟性を高めることができる」ようになることです。**

のどは飲食物や唾液を飲み込むとき、自然に動きます。その数、実に１日７００回。これだけで十分なトレーニングになっているようにも思えます。

しかし、それではダメです。

もうお分かりですね。人は毎日数えきれないほど飲み込んでいるにもかかわらず、老化によって「飲み込み力」が弱くなってしまうからです。**普段どおりに飲み込む動作をしていても、のどの筋力を鍛えることはできないのです。**

歩くと脚が疲れるということは、誰でも経験から分かります。

しかし、たくさん食事をしたからといって、のどが疲れたという経験はしたことがないはずです。固いものを食べて、あごが疲れたことはあるかもしれませんが……。

ダイエットや健康維持のために、ウオーキングをしている人もたくさんいると思います。けれども、本当に効果的なウオーキングしている人はいったいどれくらいいるでしょうか。

ご自分のパートナーや友人と一緒に、おしゃべりをしながらゆっくりとした歩行スピードで歩いていませんか。1~2キロ歩いても汗をかくこともなく、「今日もよく歩いた」と。

気分転換のために行うなら、それは無意味だとはいいません。でも、足腰の筋肉を鍛え、心肺能力の維持・向上を目指すなら、もっと体に負荷をかけたウオーキングをしなければ効果は期待できません。意識せず、普段どおり歩いているだけでは有効なトレーニングにはならないのです。

ウオーキングは、心拍数を110くらいにキープする早足で歩いてこそ効果が出ます。これくらいのスピードで歩けば、汗もびっしょりかくはずです。ゆっくり、のんびり歩いていても、それは体への負荷という意味では軽すぎるのです。

トレーニングとしてのウオーキングと、散歩の違いはここにあります。

のどを動かすこともこれと同じことがいえます。

通常の食事で飲み込んでいるだけでは、1日500回飲み込もうと1000回飲み込もうと、もともと備わった機能を使っているだけ。のどの筋肉への負荷はほとんどないのです。

のどを動かす筋肉を、私は「ごっくん筋」（74ページ参照）と呼んでいます。

のどを意識して動かし、この「ごっくん筋」に「少し疲れる」と思うくらいの負荷をかけてこそ、のどのトレーニングとしての効果があります。

私がこの本で説明する「のど上げ体操」では、のどの筋肉に負荷をかけるトレーニングとして「のどを上げて止める」ことを行います。

この体操をすることで、「ごっくん筋」の筋力を高めることができます。

また、反射まかせで飲み込んでも、のどを動かせる幅は2センチくらいが関の山。指で触ると大きく動いているように感じても、実はのどはあまり大きく動いていないのです。

でも、のどはいまよりもっと大きく動きます。しっかり動かせば、上下の幅5～6センチは動くのです。

「のど上げ体操」をすることで、のどの可動域を広げ、のどの柔軟性を高めることもできます。

「のど上げ体操」は、まさしくのどを鍛えるための筋トレ&ストレッチです。

その第一歩となるのは、普段無意識にしている「ごっくん」を意識的に行う練習です。のどを意識的に動かせるようになれば、のどの筋力を鍛えることができ、のどの柔軟性を高めることができるのです。

意識的にのどを動かす感覚をつかむまで、最初は少し苦労するかもしれません。しかし、決してできないことではありません。

ちょっとしたコツさえつかめば、誰でも必ずできるのです。

「吐き出し力」が、誤嚥性肺炎の予防効果をさらに高める

誤嚥性肺炎の予防法の一つめが「飲み込み力」、そして忘れてはいけないのが「吐き出し力」です。

たとえ誤嚥をしても、むせたり咳き込んだり〝できる〟うちはまだ大丈夫。年をとると、むせたり咳き込んだりといった体の防御反応すらできなくなります。こうなると誤嚥性肺炎への道、まっしぐらというわけです。

それを防ぐためには、呼吸そのものの動作を鍛え、気管に入ったものを吐き出せるようにしなくてはいけません。

人は1日2万8800回呼吸をしています。

でも、これだけの回数呼吸をしておきながら、しっかりと力を入れて息をすることはほとんどないと思います。

呼吸も嚥下と同じように、普段意識して行っていないからです。当然、呼吸も普段どおりにしかしていなければ、気がつかないうちにその機能も弱くなってきます。

呼吸機能を高めるための練習のしかたを学び、吐き出す力を高めましょう。飲み込むことに比べれば、呼吸をすることは理解しやすいと思います。

というのも、普段の生活の中に意識的に呼吸をすることはすでに取り入れられているからです。その代表例が「深呼吸」です。

ラジオ体操の最後に行うこの動きで、私たちは意識的に大きな呼吸をしています。

この動きは、たいていの人が教えてもらわなくてもできる動作です。

気管から外へ吐き出す力が十分なら、誤嚥性肺炎を防ぐことができます。

誤嚥性肺炎にかからないために、いまのうちから準備をしておくことが大事なのです。

「飲み込み力」と「吐き出し力」の衰えが誤嚥性肺炎を招くということをお分かりいただけたでしょうか。

第2章では、のどの構造や機能を具体的に説明しながら、飲み込みのしくみについて説明しましょう。

第2章

誤嚥を防ぐ〝のど〟のしくみ

のどの中はどうなっているの？

誤嚥性《ごえんせい》肺炎にならないようにするために、必要なことは二つです。

まず、**しっかりと飲み込むこと。**

そして、たとえ**誤嚥しても、しっかりと吐き出すこと**です。

では、人はどのようにして「飲み込み」、そして「吐き出し」ているのでしょうか？

ここではそのしくみを説明します。


左の図を見てください。こう見ると複雑に見えますね。しかし、この図を覚える必要はありません。知ってもらいたいポイントは、ただ一つです。

それは、「のどの中を空気（吸気）と食べものの両方が通る」ということ。

食べものは口からのどの中を通って食道へ、空気は鼻からのどの中を通って気管に入ります。**のどの中だけが、食べものと空気の「交差点」なのです。**

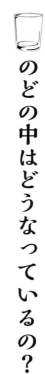

●口腔《こうくう》と喉頭《こうとう》（のど）の構造

空気は、鼻腔《びくう》からのどの中を通って気管へ。食べものや唾液は、口腔からのどの中を通って食道へ。二つの通路はのどの中で交差しています。

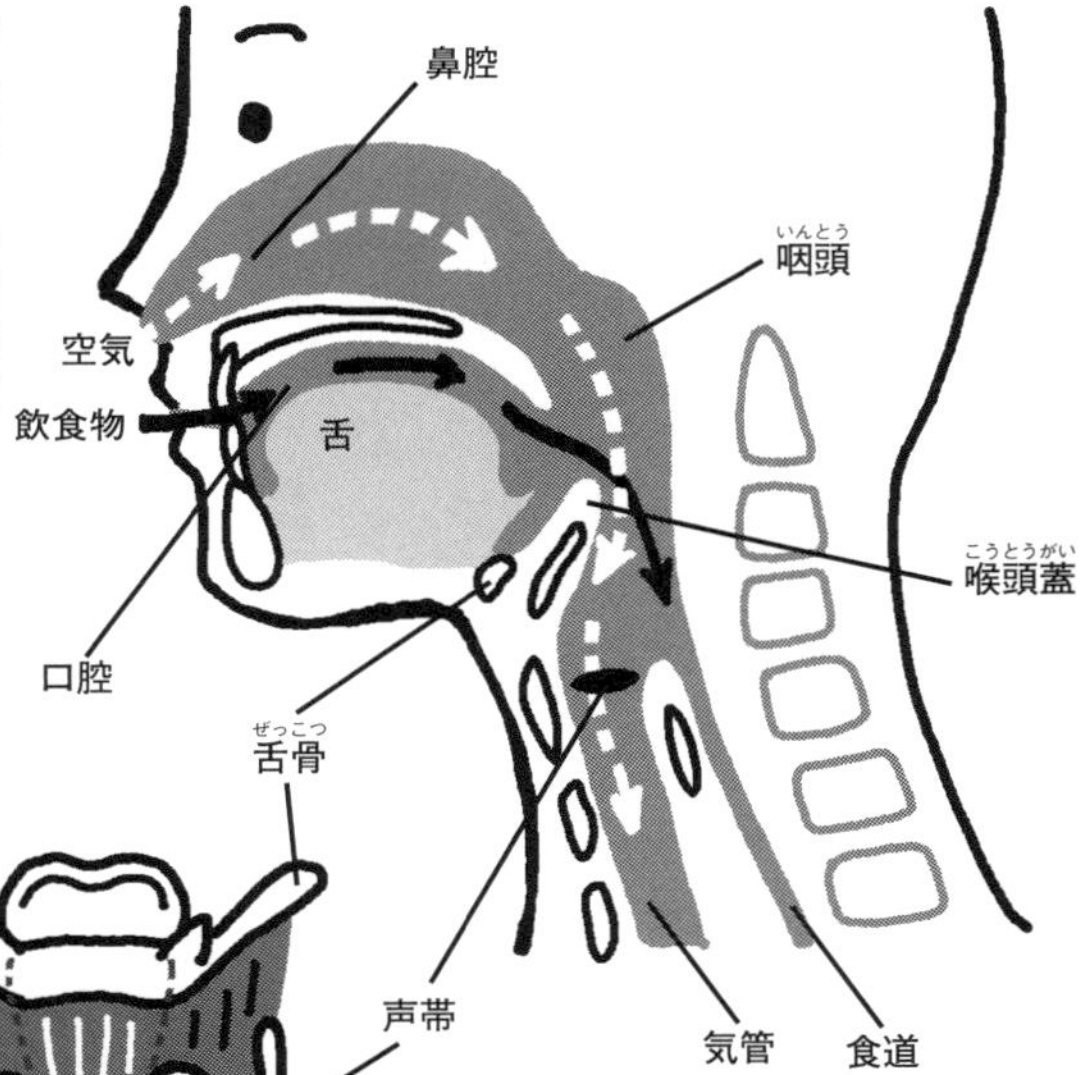

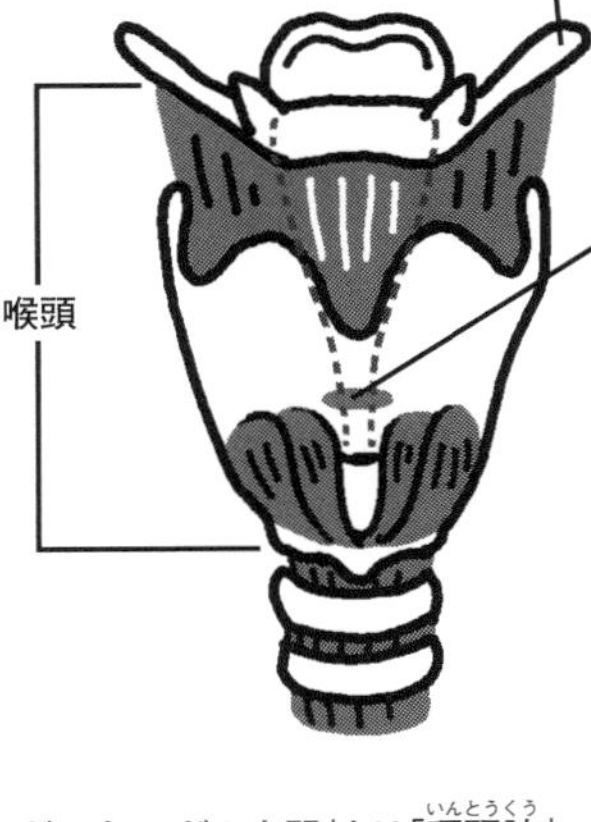

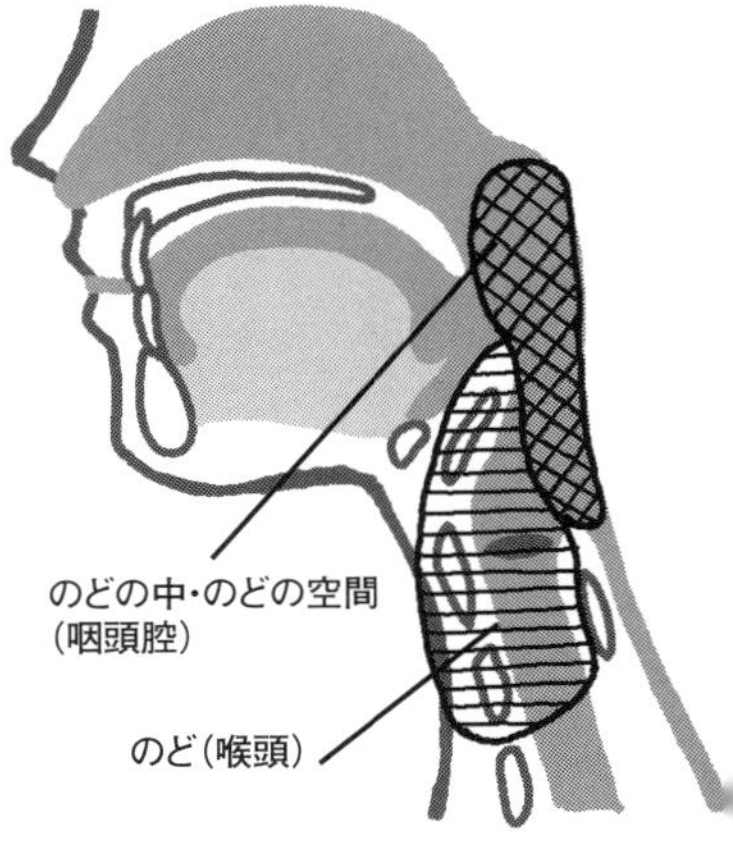

「のどの中・のどの空間」とは「咽頭腔《いんとうくう》」のことを指し、食べものや空気の通り道のことを表します。この本では、「のど」＝「喉頭」と表現しています。この二つを区別して理解してください。

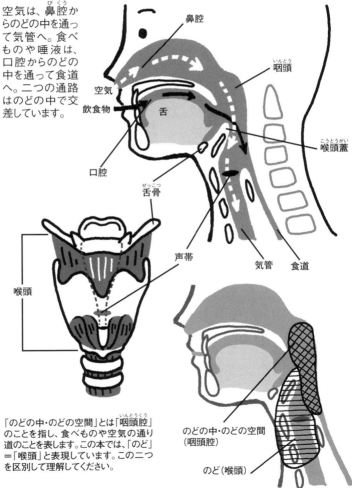

空気と食べものが通るがゆえに、のどの中でそれらを「仕分け」なければなりません。そして、その「仕分け」、つまり信号の役割をしているのがのど（喉頭《こうとう》）なのです。

「飲み込む」しくみを知ろう

誤嚥しないためには、しっかりと飲み込むことがいちばん重要です。
まず、どのように飲み込むかを詳しく見ていきましょう。

■食べものを飲み込むまでのプロセス

①口の中でまとめた食べものを、のどの空間に送り込む

飲み込みやすくまとめられた食べものを、のどの中に送り込みます。

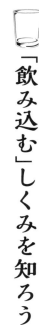

●「飲み込む」しくみ

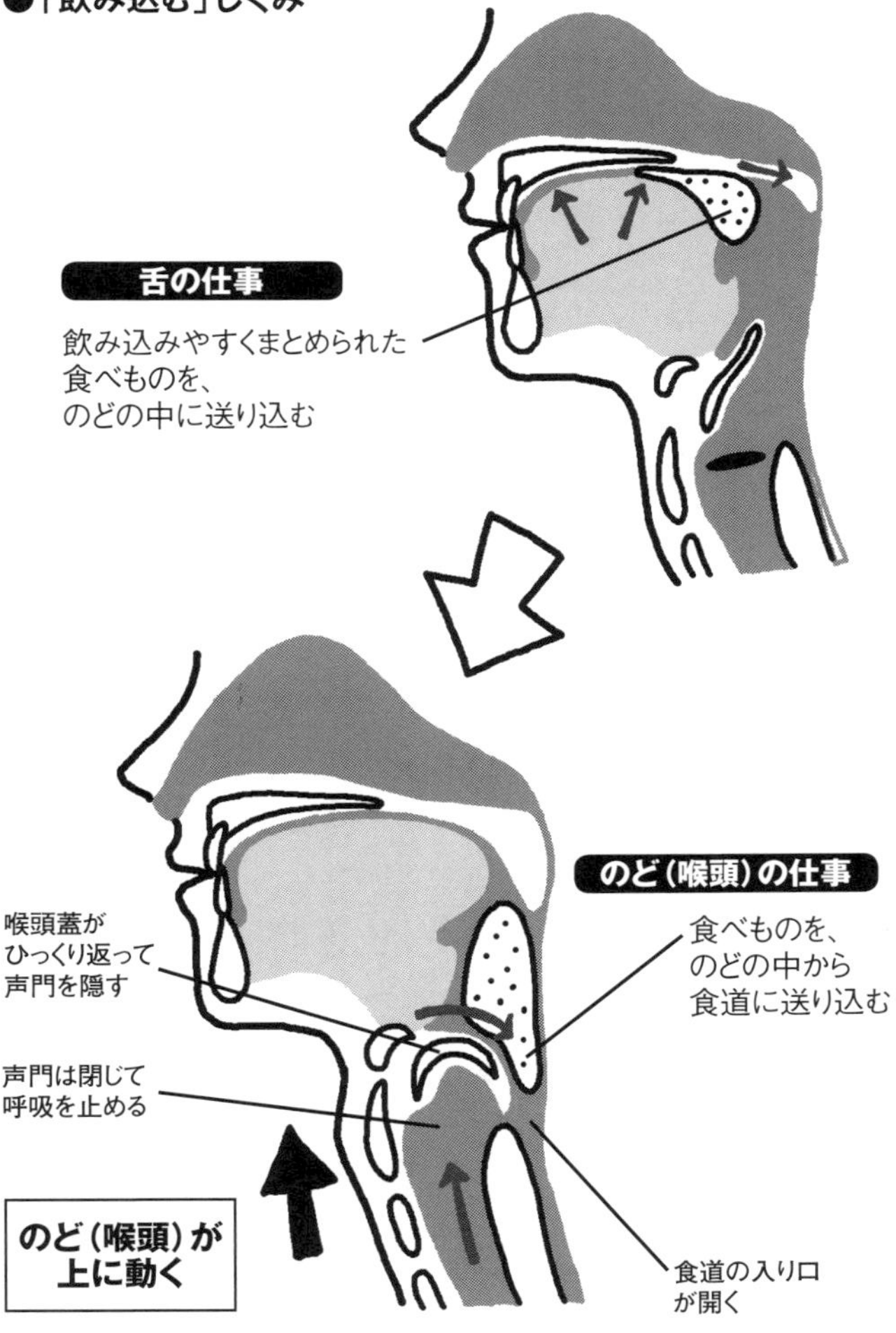
舌の仕事
飲み込みやすくまとめられた
食べものを、
のどの中に送り込む
のど（喉頭）の仕事
食べものを、
のどの中から
食道に送り込む
喉頭蓋が
ひっくり返って
声門を隠す
声門は閉じて
呼吸を止める
のど（喉頭）が
上に動く
食道の入り口
が開く

②食べものをのどの中から食道に送り込む

飲み込む動作を「ごっくんする」といいますが、具体的には**「食べものをのどの空間から食道に送り込む」**動作のことを指します。

誤嚥しないためには、この動作をしっかりとすることが重要です。なぜなら、のどの中は空気（吸気）と食べものの両方が通るので、この動作を誤ってしまうと食べものが気管に入ってしまうからです。

一見複雑に見える「ごっくん」ですが、それは飲み込む動作が反射的に行われているからです。確かに無意識に飲み込む動作は、神経と筋肉が細かく調整されて行われています。しかし飲み込むことは、動作だけで見ると非常に簡単です。

ごっくんすることは、のどが上に動いて戻るだけの動作です。

試しに、首の前を触りながら何かを飲み込んでみましょう。

首の前が上下に動きますね。

このとき動いているのがのど（喉頭）です。ごっくんするときは、のど以外はほとんど動いていません。つまり「ごっくん」するとは、のどが上下に動くことなのです。

ごっくんしているとき、実際にのどの中がどうなっているのか見てみましょう。

食べものがのどの中に入ったことを感じると、のど（喉頭）が上に動きます。この動きによって、食道の入り口が開きます。

何もしていないときの食道の入り口は、ゴムホースを指で閉じたようにつぶれており、「へ」の字のような1本の筋にしか見えません。これは、呼吸をしているときに、食道に空気が入らないようにするために入り口を閉じているのです。

さらに、**のどが上に動くことでのどの空間を狭め、その圧力で食べたものを食道に送り込みます。**つまり、のどはポンプのように動いて食べものを送り込んでいるんですね。食道に入れば、そのあとは胃へと送り込まれます。

そしてその動作には、もう一つの大きな意味があります。

それは、**気管に食べものを入れないようにすること**です。

のどの中は、食べものの通路であるのと同時に空気の通路ですから、空気の通路である「気管」に食べものが入らないようにしなくてはなりません。この役割も、のど（喉頭）が上に動くだけで自動的にできるようになっています。

のどの中には、**喉頭蓋《こうとうがい》という「ふた」があり、飲み込むときに気管の入り口をふさぐようになっています。**のどが上に動くことで、このふたが自動的に倒れ込むしくみになっているのです。

つまり、呼吸と飲み込みの二つの機能を、のどが上に動くことによって切り換えているわけです。のどはポンプであると同時に「信号」の役割も果たしているのです。もし、のどがうまく動かないと、本当なら食道に入らなければならない食べものや唾《だ》液《えき》が気管に入ってしまい、誤嚥してしまうことになるのです。

ここで知っていただきたいことは、食道の入り口や喉頭蓋は完全に受け身だということ。**食道の入り口や喉頭蓋は、のどの位置が上がる影響で動いている**のであって、のどが動くことなく、食道の入り口が開いたり喉頭蓋が倒れ込んだりはしないということです。

つまり、「ごっくん」の動きは、のどがタイミングよく上に動くことだけで成立しているのです。

のど（喉頭）の役割とは

のど（喉頭）のまわりは軟骨《なんこつ》で囲まれていて、衝撃から気道を守っています。**この軟骨の上前部が膨らんでおり、そこを「のどぼとけ」と呼んでいます。**

「のどぼとけ」はのどの一部なので、のどが上に動けば上に動くのです。

男性はのどが大きいので、のどぼとけも女性より大きくて、外から見て分かりやすくなっています。

のど（喉頭）には、「飲み込むときに上に動き、食べものを食道に送る」以外にも重要な役割があります。それは発声、つまり声を出すことです。

●「声帯」のしくみ

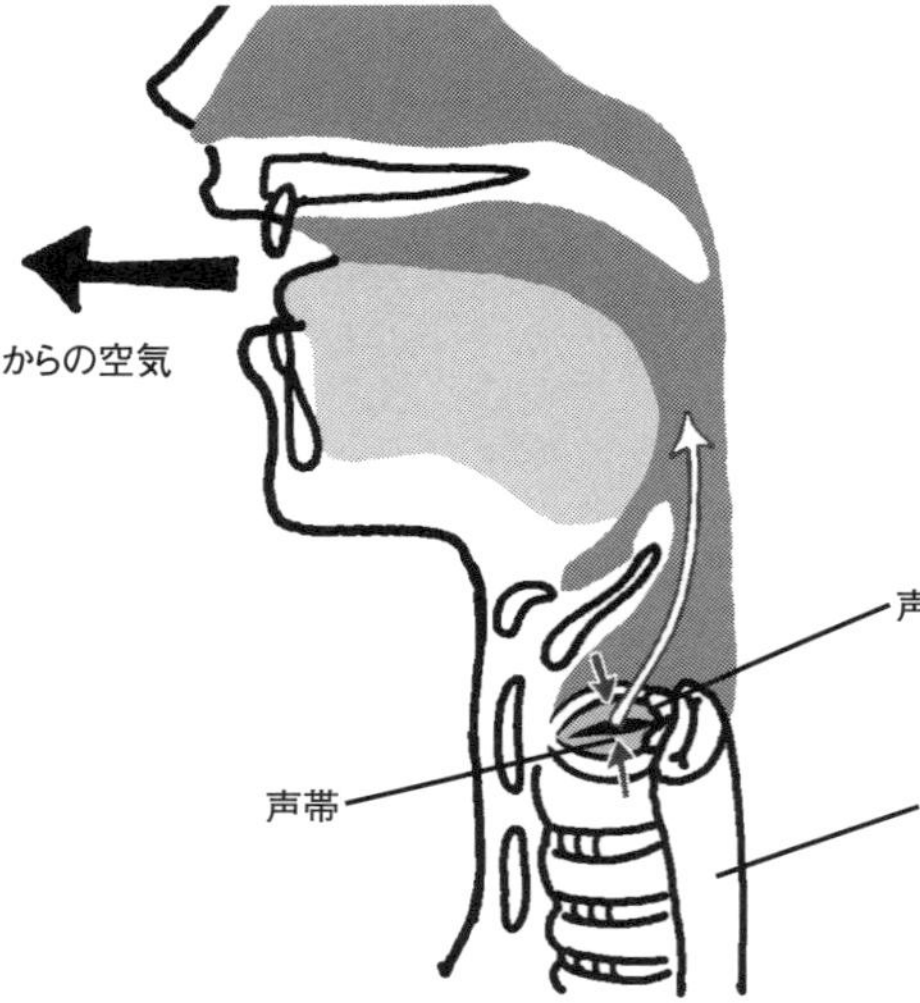

上から見たところ

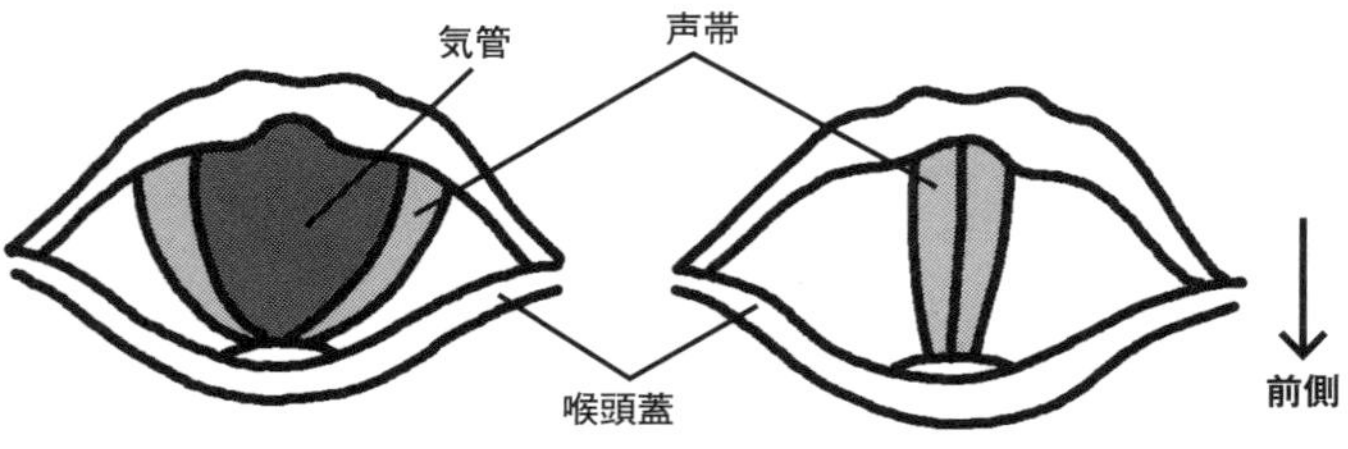

呼吸時
飲み込んでいないとき、発声していないときは呼吸をしています。

発声時
声を出しているときは、二つの声帯の間がピタリと閉じています。

のどには、「声帯」という器官があります。左右一対のV字の形をした粘膜《ねんまく》でできていて、開いたり閉じたりします。声帯が閉じた状態で息を吐くと、声帯が震えて声が出ます。

一般的に、歌を歌うと飲み込み力が高まるといわれています。それは、歌うときにのどにある声帯だけでなく、知らず知らずにのど全体を動かしているからです。

気管の入り口にある声帯には、声を出す以外にも重要な役割があります。

声帯が閉じると、異物が気管の中に入らなくなります。声帯は、気管に異物が入らないようにする防波堤の役割も果たしているのです。

どうして、誤嚥するのか？

人は、どうして誤嚥してしまうのでしょうか。

その原因を簡単に説明すると、のどがタイミングよく上に動かなくなるからです。**しくみから考えると、のどがしっかりと上がれば食べもので誤嚥することはありません。**のどがしっかりと上がりさえすれば、のどの中に食べものや唾液が残ることもなくなります。もし、しっかりと飲み込めなければ、のどの中に異物が残ってしまいます。その異物が、あとで気管に流れ込めば、肺炎の原因となってしまいます。

誤嚥というと、飲み込むタイミングがずれ、食べものが気管に入ってしまうというイメージがあります。しかし、しっかり飲み込めずに、のどの中に残った食べものや唾液が食事中以外でも気管に流れ込む誤嚥もあるのです。

誤嚥性肺炎を防ぐためには、のどをタイミングよく、かつ、しっかりと上げられるようにしなくてはならないのです。

のどがうまく上がらなくなるのは、なぜでしょうか。原因は二つあります。

まず、**①のどを引っ張り上げる筋力が弱くなること。**のどを動かす筋力が弱くなると、食道に食べものをきちんと送り込めず、気管に誤嚥してしまいます。

もう一つは、**②のどの感覚が鈍くなること。**のどの中に食べものが入ったことを感じることができなければ、どのタイミングでのどを上に動かしたらいいか分からなくなります。

誤嚥性肺炎を防ぐためには、のどの筋力と感覚を鍛えることが必要です。誤嚥性肺炎はがんのように「あるかないか」の病気ではなく、能力が下がれば下がるほど発症する確率が高まる病気です。

人は意識せず飲み込んでいるので、もともとの能力がそのままのどの上がり方に反映されます。

例えば、1メートルジャンプできる人は、ふざけながらでも簡単に30センチくらい

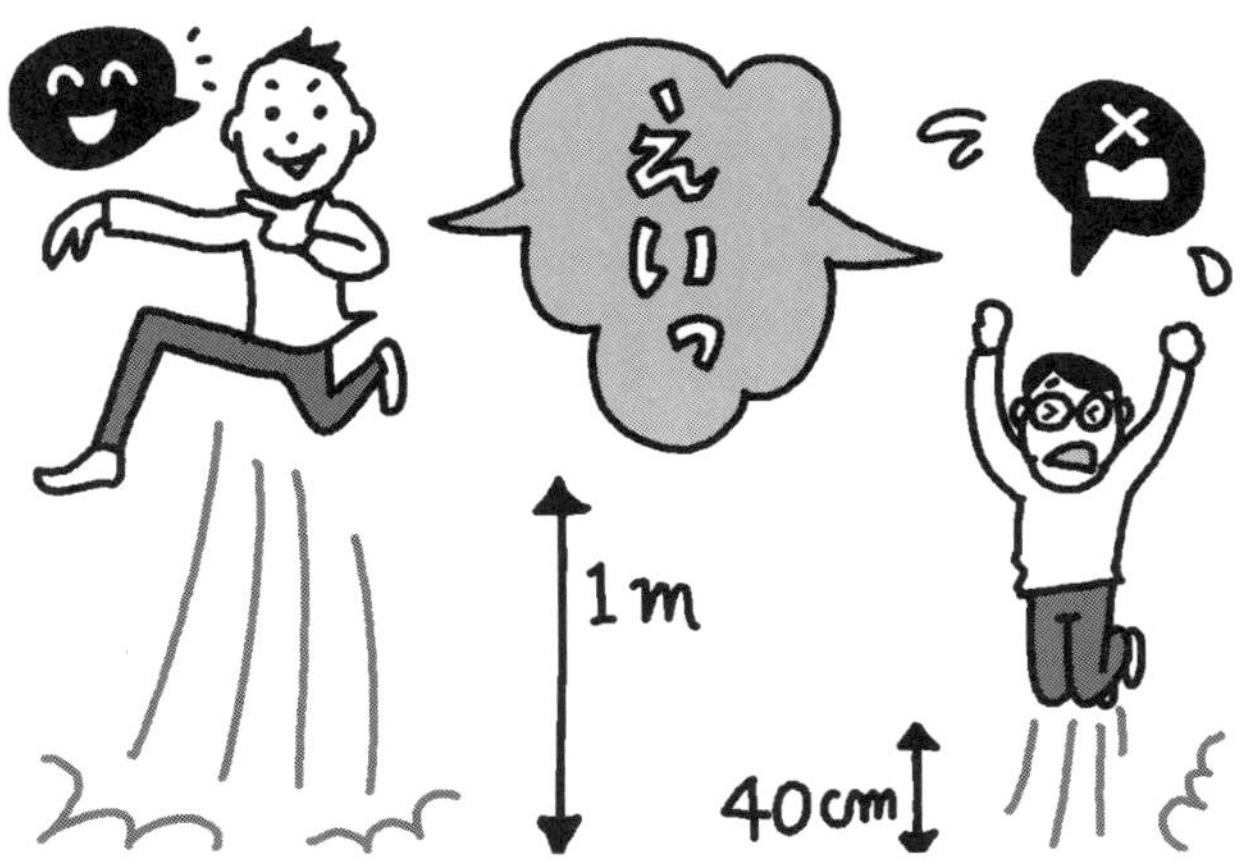

ジャンプできますね。でも40センチしか飛べない人は、ちょっとしたミスでも30センチ飛べないかもしれません。

誤嚥するかどうかは、のどがしっかりと上に動かせるかどうかなので、のどを動かせる能力が高ければ高いほど、誤嚥しにくくなるのです。

ということは、のどを上に動かす能力が低ければ低いほど、誤嚥しやすい、つまり肺炎になりやすいということになります。この能力は、老化によって必ず弱くなっていきますから、あなたももちろん例外ではありません。

誤嚥の原因①＝
のど（喉頭）を上に動かす筋肉が弱くなる

のどは、舌骨《ぜっこつ》というU字形をした骨としっかりと結びついています。

食べものを飲み込むときにのどが引っ張り上げられますが、この動きは舌骨が上下

●「ごっくん筋」とは

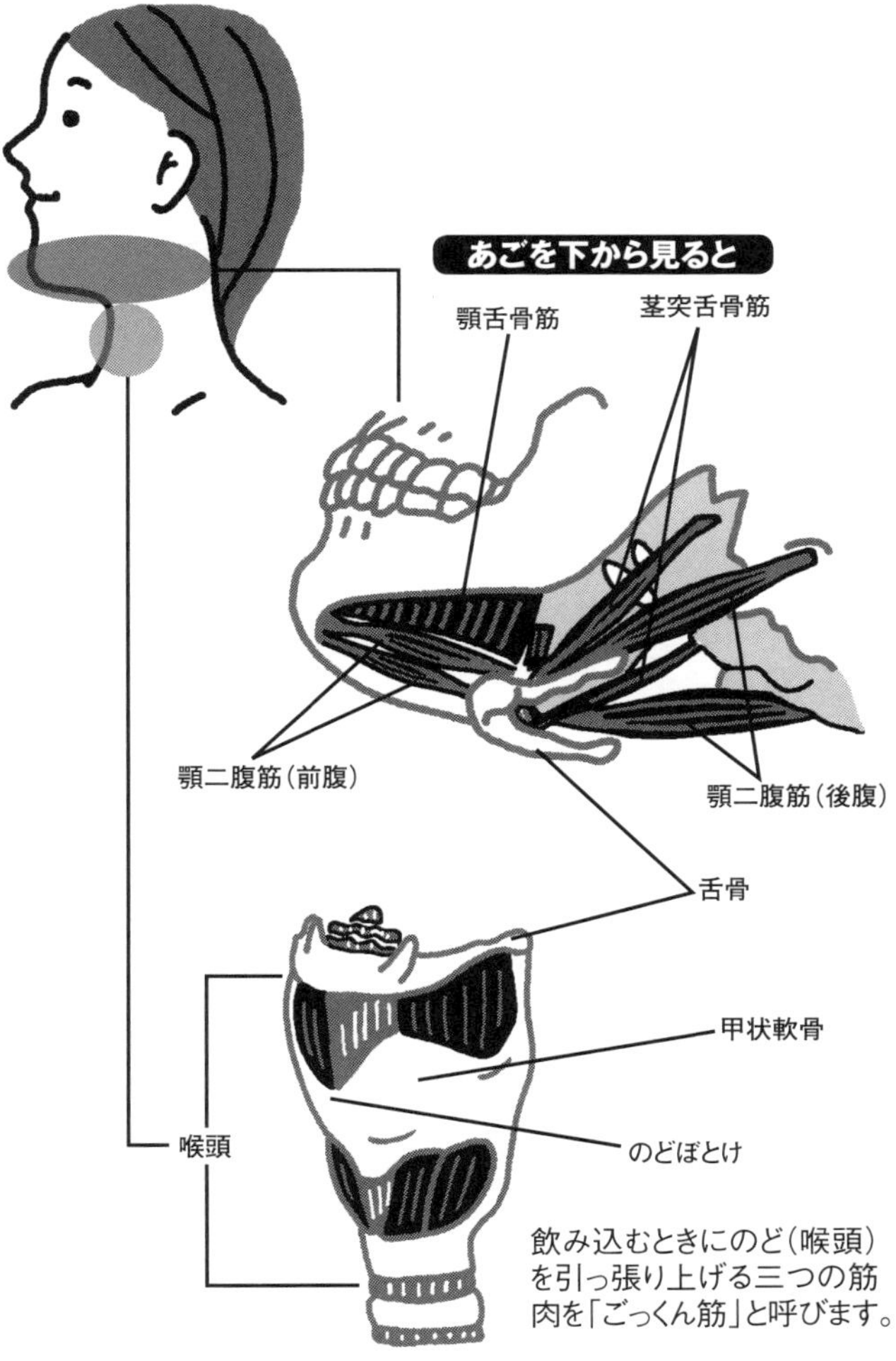

飲み込むときにのど(喉頭)を引っ張り上げる三つの筋肉を「ごっくん筋」と呼びます。

に動くことによってもたらされます。舌骨とのどはがっちりと結びついていますから、**のどは舌骨の上にくっついている筋肉によって引っ張り上げられる**のです。

のどを引っ張り上げ、ものを飲み込むときに収縮するこの筋肉を、私は「ごっくん筋」と呼んでいます。

＊「ごっくん筋」は、正確には、顎二腹筋《がくにふくきん》・茎突舌骨筋《けいとつぜっこつきん》・顎舌骨筋《がくぜっこつきん》の三つを合わせた総称です。

年齢を重ねると、のどを支える「ごっくん筋」の筋力が落ち、のどを上に引き上げる力が弱くなります。そうなると、ちょっとしたことでもむせてしまう、つまり誤嚥してしまうことになるのです。

ごっくん筋が弱くなると、のどを引っ張り上げる力が弱くなるだけでなく、年をとってお尻や胸が下がるように、のど自体の位置も下がってきます。

のどは「ごっくん筋」というロープで吊るされたゴンドラのようなもの。しかし、そのロープは劣化して徐々に伸びていき、また引っ張り上げる力も弱っていくのです。

ですから、誤嚥しないようにするために、のどを上に動かす筋肉を鍛えなくてはなりません。

「のど（喉頭）が下がる」ことは、見た目でも分かります。

男性の「のどぼとけ」の位置に注目です。20代の頃の写真を引っ張り出して、今の自分ののどぼとけの位置と見比べてみてください。おそらく今ののどぼとけの位置は、若い頃より下がっていると思います。顔のシワや髪の毛だけではなく、のどぼとけの位置もしっかり変化しているはずです。

女性はのどぼとけが小さいので男性ほど

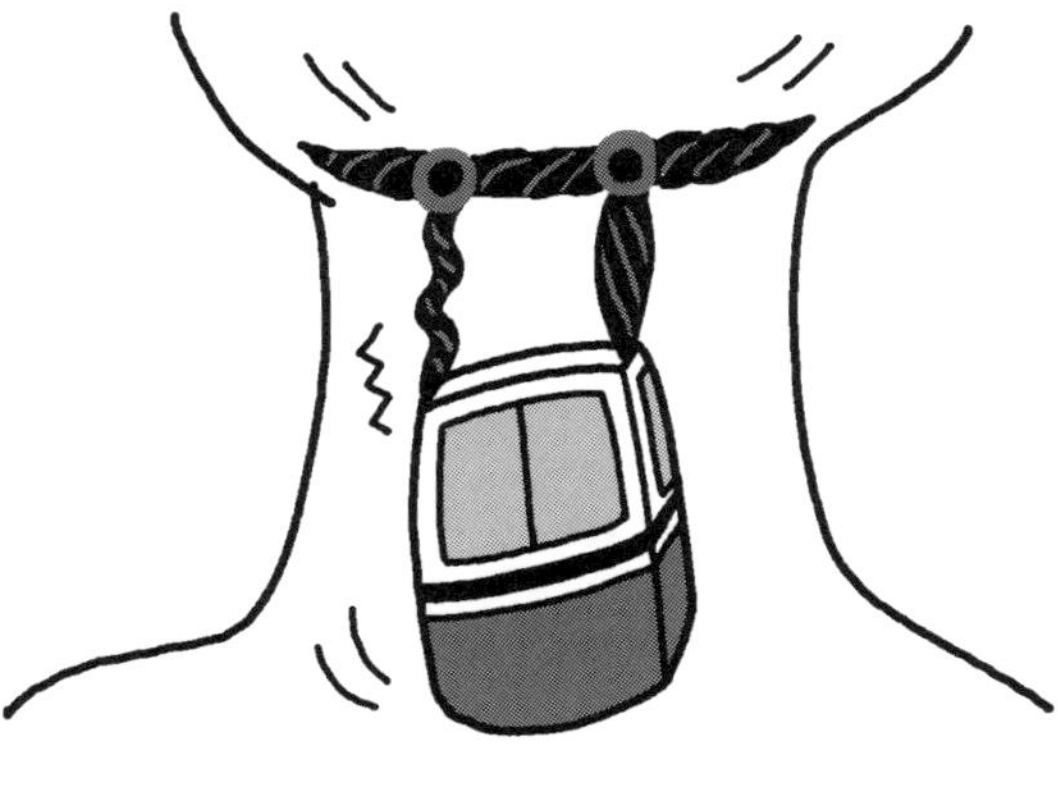

ではないですが、それでも確実にのどぼとけの位置は下がります。

もともと男性のほうが女性より、のどは大きくできています。のどが大きいぶん声帯が長く、声が低いのです。小さいバイオリンは弦が短いので高い音を出し、大きいコントラバスは弦が長いので低い音が出ます。それと同じように声帯が長い男性は声が低いというわけです。


のどが大きいことは、飲み込むという動作においては不利です。

なぜなら、食べものを食道に送り込むのに、より大きな力が必要になるからです。

このため、女性より男性のほうが飲み込むことに不自由することが多くなります。

男性も女性も、年齢を重ねれば重ねるほどのどの位置が下がります。そのため、のどをしっかりと上げなければいけなくなり、食べたものを食道に送り込むのにより大きな力が必要になってしまうのです。

のどを上げる「筋力」を鍛えるとは？

のどを支え、動かしているのは「ごっくん筋」という筋肉だと説明しました。年齢を重ねることで「ごっくん筋」が衰えていくことは、誰も避けることができません。「飲み込み力」の衰えを防ぐためには、「ごっくん筋」を鍛えることが最大の対抗策になります。

では、どうすれば「ごっくん筋」を鍛えられるでしょうか。

それは「ごっくん筋」自体を動かして、負荷をかけることです。足腰の筋肉が弱らないように、ウオーキングやジョギングをするのと同じことですね。

私たちは、毎日７００回も飲み込んでいるわけですから、その回数だけ「ごっくん筋」も動いているはずです。それでも「飲み込み力」が弱くなるのはどうしてなのでしょうか。

それは、負荷が弱いからです。

筋肉は適度な負荷、つまり少し疲れるくらいの運動の強さがかからないと成長しません。何気なく飲み込んでいるだけでは、筋肉は楽に動くので、それを続けていても年齢とともに筋肉は衰えてしまうというわけです。

このことは、どんなトレーニングにも当てはまります。当たり前にできることを楽にやっていても、効果はほとんどないということです。

けれども、**筋肉は適度な負荷がかかると年齢に関係なく成長します。**

ですから、いくつになっても「ごっくん筋」を鍛えることができるのです。

「ごっくん筋」を鍛えるためには、ある程度の理解力が必要です。なぜなら、ほぼすべての人がどのようにすればのどを動かせるかを学んだことがなく、理論や方法をゼロから学ばなければいけないからです。

まったく飲み込めないような人は、理解力や体力が弱っているので、「おじいちゃん、あ〜んして」まではなんとか分かるのですが、もう一歩進めて「のどを上げて」と私が頼んでも、のどを上げることはできません。

そもそものどを上げるという意味を分かってもらえないし、のどの筋肉も衰えきっているのでしっかり上げられないのです。

いま、この本を読んでいただいている人なら筋力があってのどを動かしやすいし、のどが動いているのを理解することも容易なはずです。

誤嚥の原因②＝のどの感覚が鈍くなる

そもそも、食べものや唾液がのどの中に入ったということが分からなければ、飲み込む動作は始まりません。のどの中に何かが入ったということを感じることが、飲み込むことの前提になります。

のどの中にものが入ったらすぐに分かりそうですが、そうではありません。

年をとると、のどの感覚は確実に鈍くなるのです。飲み込むためには、口の中で食べものを感じ、どこにあるのかを把握し、飲み込みやすくまとめながら口の奥のほうに送り込まなくてはなりません。しかし、舌やのどの感覚が鈍ってくると、この作業がうまくできなくなります。

また、異物が気管に入ったとしても、感覚が鈍ってくるとむせたり咳《せ》き込んだりすることができなくなります。**舌やのどの感覚を鍛えておくことは、「飲み込み力」の維持・強化のためには重要なことなのです。**

私たちは、舌の奥のほうにスプーンなどを差し入れると「うぇっ」となりますね。これはのどが十分に敏感だということの証明です。

ところが年をとると、この感覚が鈍くなります。スプーンを差し入れても「うぇっ」となりにくくなります。それは、食べものがあるのかないのかを感じる力が弱まるということなのです。

食べものや唾液がのどに入ったことを判別できなくなると、のどが上に動くタイミングがずれやすくなります。

飲み込み力が弱くなると、とろみがついたものを食べるようにすすめられます。それは、とろみがつくとのどの中を流れる時間が長くなるので、のどの粘膜が食べものを感じやすくなるからなのです。

しっかりと飲み込むためには、のどがものを感じる力を維持しなければいけないのです。

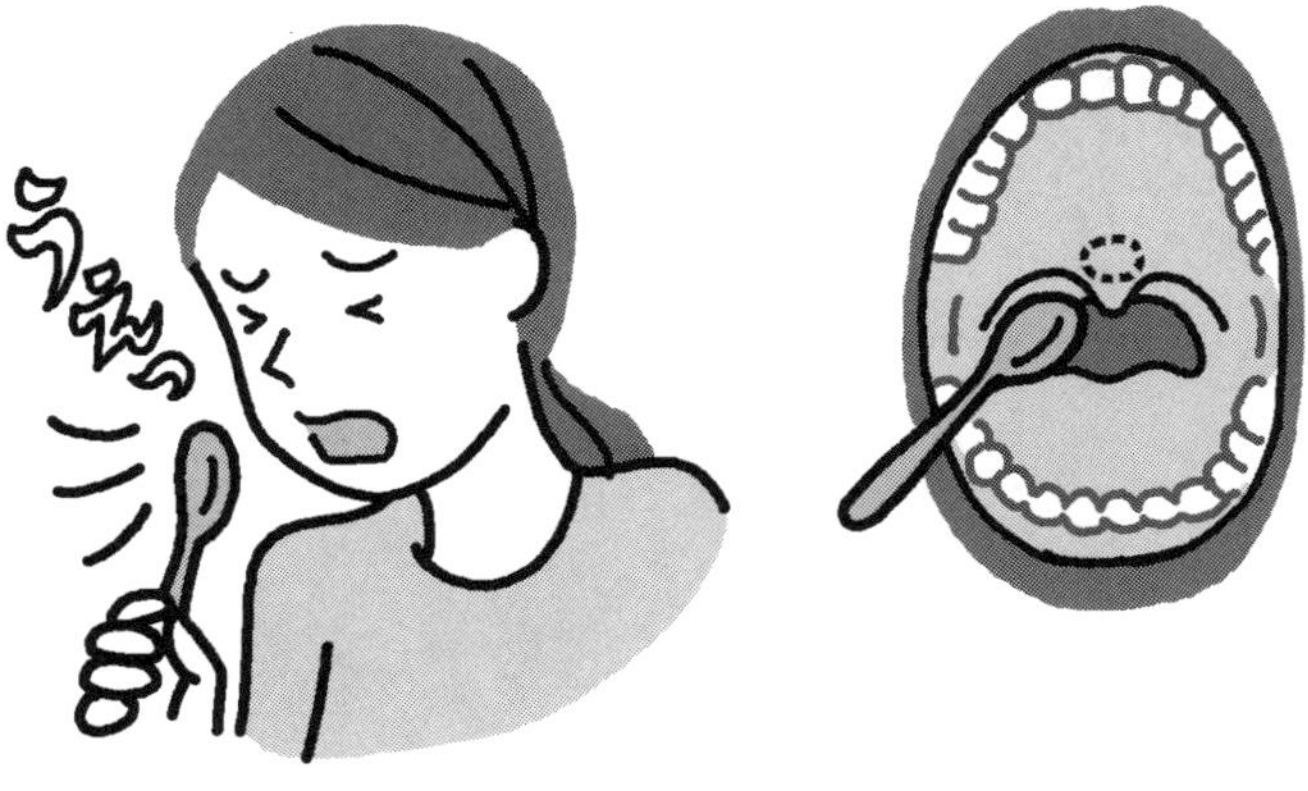

のどの「感覚」を鋭くするとは？

しっかりと飲み込むための「感覚」は、のどで食べたものを感知する力のことです。この感覚を高めることのほうが、のどの筋力を鍛えることより難しいのです。けれども私は、どのようなものを食べたのかを理解し、味や食感を区別しようと意識すると、舌やのどの感覚を高めることができるのではないかと考えています。

例えば、ビールが好きな人は、「キンキンに冷えたビールののどごしがたまらない」と言います。うどんが好きな人も「香川のうどんはのどごしがいいね」と言います。あるいはまたワインが好きな人は、香りや色、味を勉強して、口に含んで区別できるようになりますね。

私は、この**「のどごし」や味の違いなどを意識することは、飲み込みにとってとてもよいこと**だと思っています。

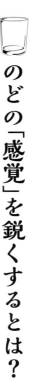

というのも、人は自分の好きなものや美味しいものは、ただ単に食べるのではなく、意識して「美味しいものだ」と思って口に入れており、そのときは舌やのどの感覚も鋭敏になっています。

飲み込むことを指導していて面白いと感じたのは、飲み込むことに不自由な人でも、美味しいと感じるものは誤嚥しにくいということ。

これは介護の現場などでもそのようで、本人が嫌いなものやまずいものほどむせたり、のどに詰まらせたりすることが多いようです。認知症を患っているようなお年寄りも、嫌いなものを口に入れられると顔をしかめて嫌な顔をしますよね。

人は美味しいと思っているものなら「どうしても飲み込みたい」と思うのかもしれません。ビールが嫌いな人は「のどごしがいい」なんて絶対に言いませんから。

では、そんなのどの感覚というものは、私たちがいまから鍛えて敏感にすることはできるのでしょうか。

私はできると思っています。

総菜屋のおばちゃんは、100グラムぴったりに総菜を詰め込むことができます。ベテランの銀行員は、札束を見ただけでだいたい100万円などと分かります。
これらはすべて、もともとあった能力ではありません。その仕事を始めてから身についた感覚です。私はのどの感覚も、このように身につけることができると思っています。

感覚というのはまったくの受け身なものだと考えがちですが、自分で意識すれば研ぎ澄まされていくものなのではないでしょうか。

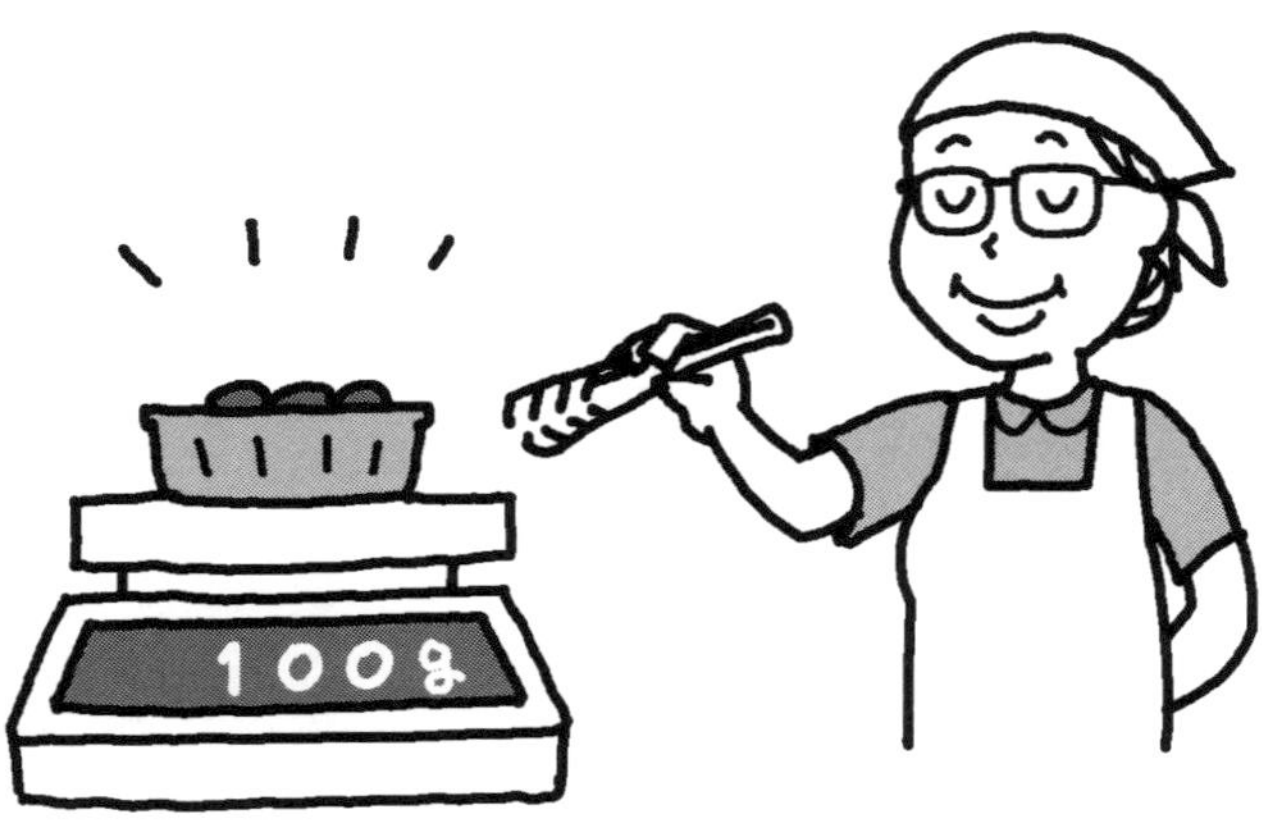

飲み込む力がかなり弱くなった人に対しての訓練に、「アイスマッサージ」というものがあります。これは、冷やしたスプーンを舌の奥のほうにつける訓練です。この訓練は、感覚がかなり弱っている人に、極端な刺激を与えて感覚を意識化しているわけです。けれども、これはのどの感覚がちょっと弱くなった人には、効果はあまり期待できません。なぜなら、強い刺激は、まったく意識しなくても感じることができるからです。

あまり不自由なく食事ができている人がのどの感覚を鍛えるなら、もっと微妙なことを区別することで、より感覚を研ぎ澄ますことができるのではないかと思っています。

例えば利き茶。いろいろなお茶の冷たい、熱い、味、香り、のどごし……、そういった細かい違いを、五感をフル活用して見つけていくのは、飲み込みに必要な感覚も磨いていくに違いありません。試してみてはいかがでしょうか。

「吐き出す」しくみを知ろう

たとえ誤嚥をしても、気管から異物を外に吐き出せれば、肺炎になることはありません。

食事をして、むせてしまうと「肺炎にかかるのでは！」と心配する人がいますが、そうではないのです。

むせることは、気管に入った異物を外へ吐き出す動作です。気管から異物を外へ出すことができれば、誤嚥性肺炎になることはありません。つまり「むせること」は、肺炎から体を守る第二の関門なのです。

そのために私たちは、しっかりとむせられるようにしなくてはなりません。言い換えれば、気管に入った異物を吐き出すことができる能力を、維持しておかなければならないということです。

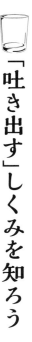

■気管に入った異物を吐き出すメカニズム

気管に異物が入ったとき、人はどのように吐き出しているのでしょうか。人は、気管に異物が入ると、それを感じて反射的にむせたり、咳《せき》をしたりするようになっています。

この反射運動を「咳反射」といいます。

異物が気管に入ると、気管の粘膜表面にあるセンサー（咳受容体）が「異物がきた」と反応します。その刺激が、脳（延髄《えんずい》）にある咳中枢に伝わると、横隔膜《おうかくまく》などの呼吸を行う筋肉に情報伝達されて咳が起こります。

簡単に説明すると、**気管に異物が入れば、頭で考えることなしに肺から強い勢いの空気を吐き出して、気管に異物が残らないようにしている**のです。

また、気管の表面には、繊毛《せんもう》とよばれる細かい毛とその繊毛の表面を覆う粘液があります。ウイルスや細菌といった病原菌、誤嚥した食べもののかけらや歯垢《しこう》といった異物を、この粘液がからめとります。病原菌や異物をからめとった粘液は「痰《たん》」にな

●咳が出るしくみ

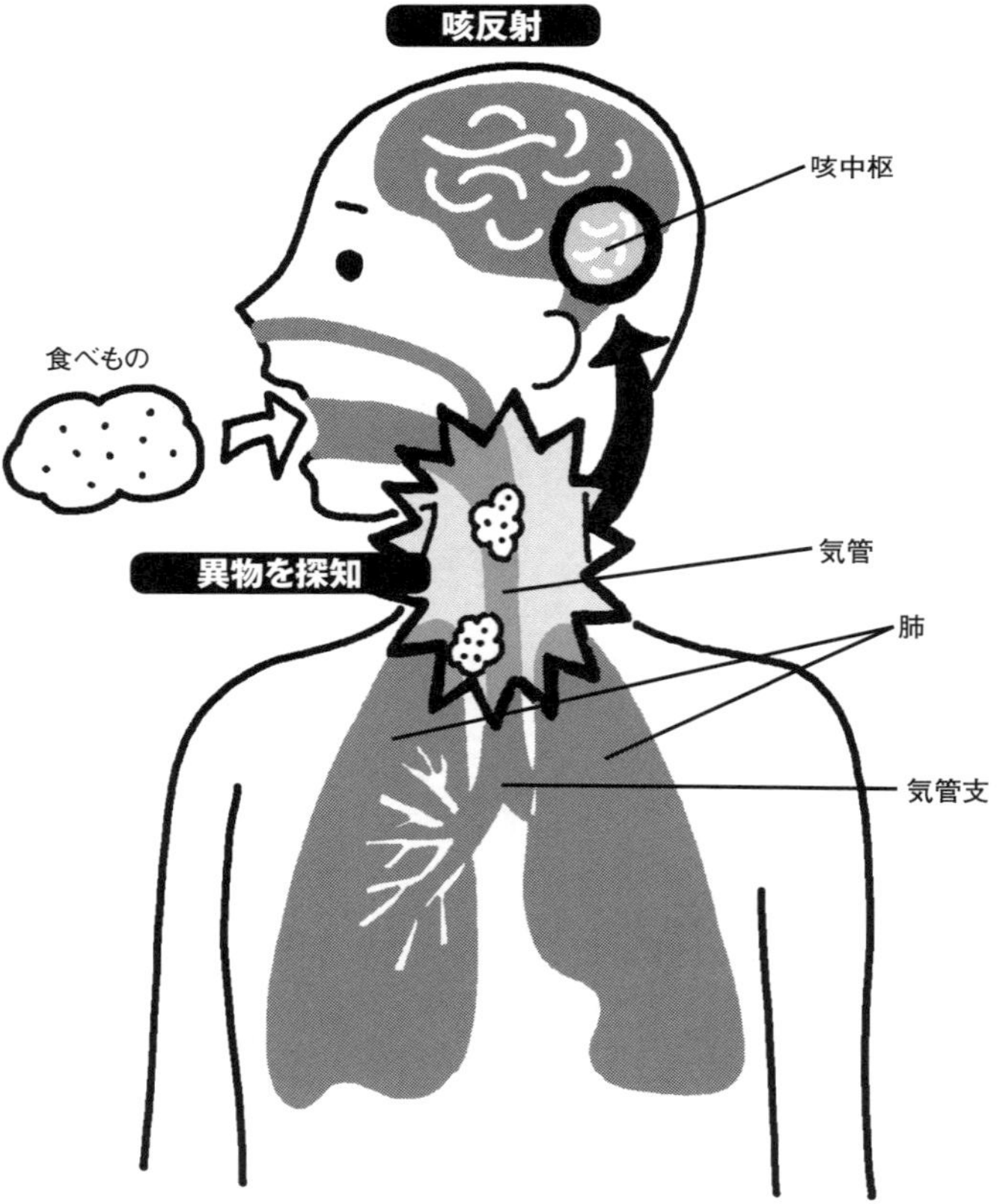

気管に異物が入っても、異物の刺激を探知して咳が出るため、すぐに異物を外に押し出すことができます。

り、繊毛の運動、または咳反射によって気管の外に吐き出されます。

呼吸のメカニズムとは

次に、呼吸のメカニズムについても説明しましょう。人が、肺の中の空気をどのようにして出したり入れたりさせているかを見てみます。

肺は、空気の出し入れをするために、膨らんだり縮んだりしています。しかし、肺自体が自らの力で膨らんだり縮んだりするわけではありません。

そうではなくて、肺のまわりを覆っている胸郭《きょうかく》が広がったり狭まったりすることで、肺の大きさを調整しているのです。

胸郭は、胸椎《きょうつい》や肋骨《ろっこつ》、胸骨《きょうこつ》からなる、カゴ状に胸を取り巻く骨格のこと。この胸郭の容積を変化させることで、肺は空気を出したり入れたりするのです。

呼吸の方法は二つあります。

●呼吸のメカニズム図

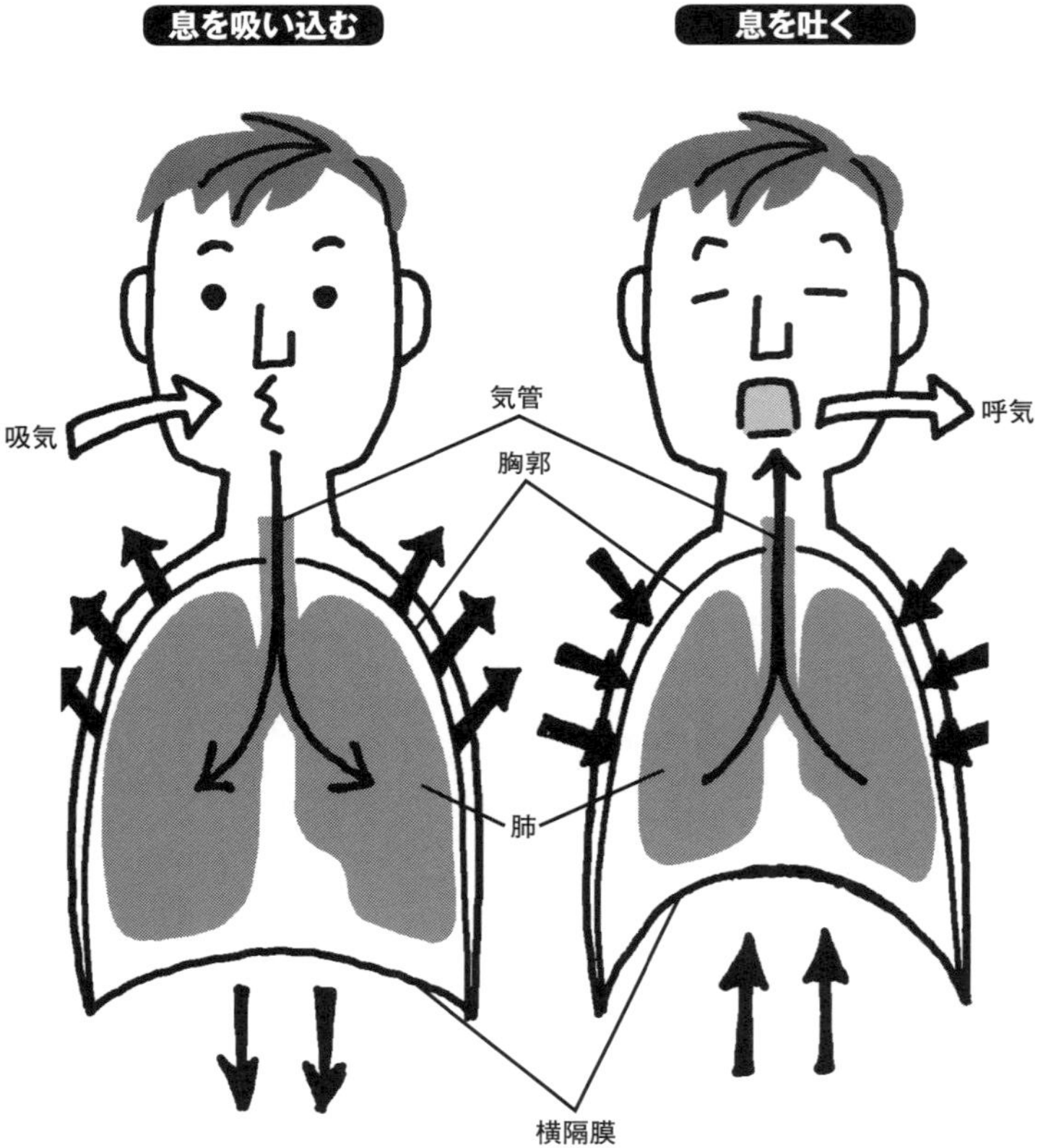

息を吸い込むとき（吸気時）には、外肋間筋と横隔膜が収縮して、胸腔内が広がり肺に空気が入ります。息を吐くとき（呼気時）は、外肋間筋と横隔膜が弛緩して、肺胞が縮んで肺から空気が出ます。

まず、肋骨の間にある外肋間筋《がいろっかんきん》を使って行う「胸式呼吸」、もう一つは横隔膜を使って行う「腹式呼吸」です。

人は通常、この二つの呼吸法をうまく組み合わせて呼吸をしています。

しかし、年齢を重ねるにつれて徐々に呼吸する力が衰えてきます。呼吸する力が弱くなるということは、気管に入ったものを吐き出す力も衰えてくるということです。

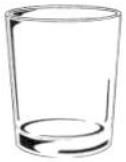

どうして、吐き出せないのか？

■吐き出せない原因①＝肺からの呼気の量と強さが低下する

気管に入った異物を、吐き出せなくなるのはなぜなのでしょうか。その理由は二つあります。

まず、**肺からしっかりした強さと量の呼気が出せなくなること。**

老化によって胸郭がしっかり広がったり、狭まったりしにくくなり、横隔膜の動きも弱くなります。つまり、肺から空気を出す力が弱まっているのです。

しっかり吐き出せるようにするためには、ちゃんと肺から空気を力強く出せるようにすることが大切です。そのためには、胸郭や横隔膜を力強く動かせるようにしなくてはなりません。

また、肺から吐き出せる空気の量、つまり肺活量を多くすることも大切です。吐き出せる空気の量が少なくなると、気管に入った異物をしっかりと出せなくなってしまいます。ですから、吐き出せる空気の量を多くするために、胸郭や横隔膜の柔軟性を高めなくてはならないのです。

■吐き出せない原因②＝気管の感覚が鈍くなる

もう一つは、**気管に異物が入ったときに感じられるように感覚を維持すること。**体が衰えてくると、のどの感じる能力が弱くなることはすでに説明しました。

それは、気管でも同じです。

異物が気管の中に入っても、それを感じなければ、吐き出す動作は起こりません。ですから、気管の感覚を鋭くすることも必要です。

けれども、この感覚を鍛えることはそう簡単ではありません。基本的には高血圧や糖尿病などの生活習慣病にならないように注意し、体力を維持することが大切です。ただ、反射的に行う反応はそんなに簡単に弱くならないので、しっかりと歩ける程度の体力を維持できればたいていは大丈夫です。

気管の感覚が維持できているかは、「普段の生活のなかで、咳反射が起こるかどうか」がチェックポイントです。

例えば、食事のときにむせることがあれば、気管の感覚は維持できていると考えていいでしょう。

呼吸も飲み込むことと同じように、普段は意識して行っていないので、弱っているかどうかが分かりにくいかもしれません。しかし、**呼吸をする能力も、少しずつ弱く**

なっていきますから、トレーニングで鍛えることが肝心です。

舌の働きを知ろう

飲み込みには舌の働きも無視できません。62ページの飲み込む過程の前半、「口の中でまとめた食べものを、のどの空間に送り込む」段階では舌が働きます。

加齢とともに筋肉の力が衰えれば舌の動きも悪くなるのは当然で、食べものをちゃんとのどの中に運ぶことができなくなっていきます。

舌からうまくのどの中に運ばれなかった食べものは口中に残り、飲み込みのタイミングがずれてのどの中に流れ込んでいきます。こうなるとその食べものはうまく食道に運ばれず、誤嚥が起こりやすくなります。

また、舌の動きが悪くなることで、食べものを飲み込みやすい形に整えること自体が難しくなります。年をとるとかむ力も弱くなるし、唾液も十分に分泌されにくくなります。それに加えて舌の動きが悪くなるわけですから、食べものを飲み込みやすい形や大きさに整えにくくなるのです。

そして、飲み込む瞬間も舌は働いています。飲み込むときに、舌を口の中の上壁（口蓋《こうがい》）に押しつけて、のどの位置を上げているのです。舌はのど（喉頭）とくっついているので舌の位置が上がるとのどの位置も上がるからです。試しに、のどぼとけを触りながら、舌を前に出したり、あくびをしたりしてみましょう。のどぼとけが上下に動くのが分かるはずです。舌を前に出せばのどは上に動きますし、あくびをして舌を引っ込めればのどの位置は下がります。のどの位置が上がると、飲み込みやすくなるので、舌の位置を上げて、口の中の空間をなくすようにするのが理にかなっているのです。

また、舌を口の中の上壁（口蓋）に力強く押しつけると、食べものに圧力がかかり、飲み込みやすくなります。

この二つの理由で、飲み込むときの舌の位置や力の入れ方を理解しておくことが大切です。

しかし、忘れてはならないのは、舌を動かすだけでは、ごっくん筋を収縮させることはできないということ。その意味では、舌に力を入れるだけでは、大きく飲み込み力を高めることはできないといえます。ですから、舌を動かしたり舌の形を変えたりする体操は、飲み込みやすさを高める効果はあるものの、それだけでは不十分といえるでしょう。

のどや飲み込みのしくみ、そして誤嚥を防ぐために鍛えるべきところを理解していただけたでしょうか。次章では、いよいよ「のど上げ体操」について説明していきます。

第3章

誤嚥性肺炎を防ぐために絶対やってほしいたった一つのこと＝「のど上げ体操」

誤嚥性肺炎を防ぐ5大ポイント

第2章では、飲み込みや吐き出しのしくみや、のど（喉頭《こうとう》）を上げる「ごっくん筋」の重要性などを説明しました。この章では、いよいよ誤嚥性肺炎を防ぐ「のど上げ体操※」の具体的な方法を紹介しましょう。

実際のトレーニングに入る前に、誤嚥性肺炎の予防のために重要な五つのポイントについて確認しておきます。

①「のどの認知症」なら、そこから脱出すること

自分の意思でのどを上下に動かせない状態を、私は「のどの認知症」と呼んでいます。意識的にのどを動かすことができれば、のどを効果的に鍛えることができます。したがって、のどを鍛えるためには、「のどの認知症」に気づいて一刻も早く治すことが

※「のど上げ体操」の「のど」とは「喉頭」のことを指します。

先決です。

あなたは、のどを上下に動かすことができますか。それも、飲み込むという動作をほぼ意識することなくできるかということがポイントです。

指先を首の前に当てると、のどが上下に動くかどうかを確認することができるので、ぜひセルフチェックをしてみてください。

これができない人は、意識的にのどが動かせない「のどの認知症」です。

②のどを動かす筋力があること

人は「ごっくん筋」を収縮させてのどを

●ポイント①
あなたは「のどの認知症」?

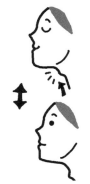

指先を首の前に当てて、のどを上下に動かすことができなければ、あなたは「のどの認知症」です。

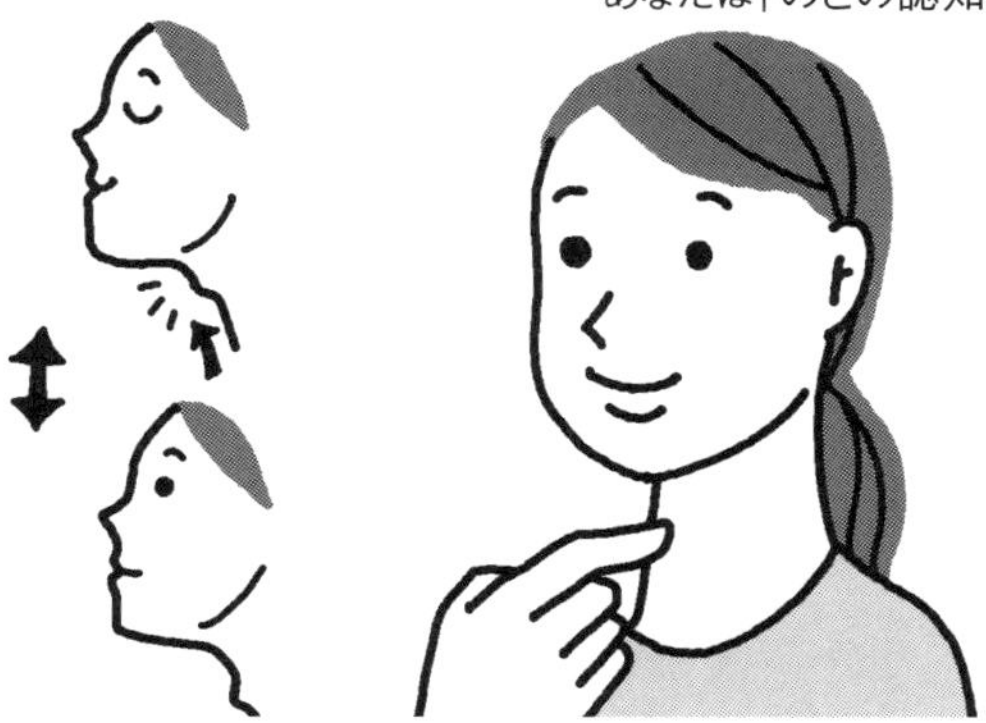

動かしています。この筋肉が弱くなると、のどをしっかりと動かせなくなって誤嚥する確率が高まります。誤嚥性肺炎を防ぐためには、「ごっくん筋」の筋力がしっかりとあることが重要です。

あなたの「ごっくん筋」にどれだけ筋力があるかは、水を飲んだあと、のどを上げたまま10秒間止められるかどうかで測ります。

水を飲むと瞬間的にのどが上がります。普通はすぐにのどの位置が下がって元の位置に戻りますが、そのまま力を入れ続け、のどの位置を上げた状態のまま保つことができるかどうかがポイントです。このとき呼吸はできません。

●ポイント②
水を飲んだあと、のどを上げたまま10秒間止められる?

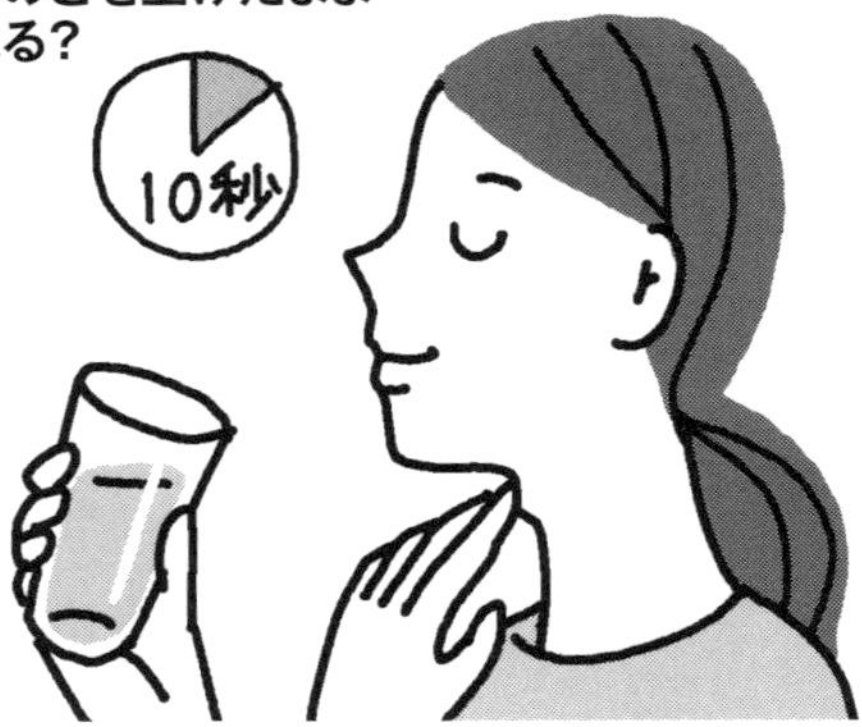

「10秒未満しか止められない」なら、のどの筋力が弱っています。

「10秒間止められる」なら、いまのところのどの筋力は十分です。けれども「止められるが10秒未満」というなら、のどの筋力が弱っている証拠。また、「止められない」または「止められているかどうか分からない」という人は「のどの認知症」です。

①同様、のどの動きを自分自身でコントロールできない人は「のどの認知症」ですから、まずはこれを治すことが重要です。

③のどの感覚がきちんとあること

のどの感覚が鈍くなると、のどの中に何が入ったかが分かりにくくなり、飲み込む動作が反射的に起こりにくくなります。のどの感覚をきちんと維持していることも、誤嚥性肺炎予防に役立ちます。

スプーンでのどを突くと「うえっ」となる反応を咽頭《いんとう》反射といいますが、これがうまく起こらないのは、のどの感覚が弱くなっていることを示しています。

口を開けてのどの奥をスプーンで突いてみましょう。「スプーンがのどに当たると〈うえっ〉となる」人は、いまのところのどの感覚は十分保たれています。しかし、「スプーンがのどに当たってもあまり反応はない」という人は、のどの感覚が弱くなっている証拠です。

④吐き出す力があること

気管に異物が入ったときに吐き出す力が弱っていると、咳をしてもその異物を吐き出すことができません。吐き出す力が強ければ、誤嚥そのものを防ぐことができます。この吐き出す力については、次のようなチェックをしてみてください。

●ポイント③
スプーンがのどの奥に当たると「うえっ」となる?

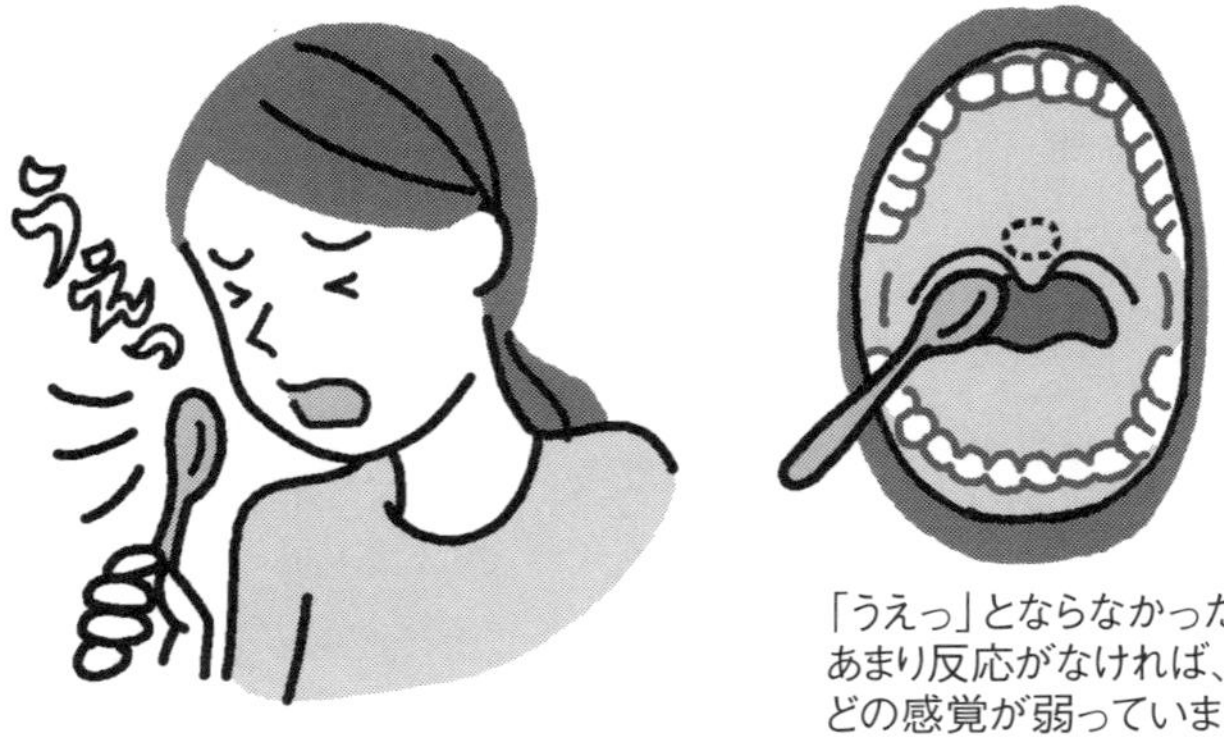

「うえっ」とならなかったり、あまり反応がなければ、のどの感覚が弱っています。

ティッシュペーパー1枚を机に置いて、45度の角度で30センチほど離れた位置から「フッ」と一瞬だけ息を吐いてみてください。ティッシュペーパーを動かすことができますか。

「動かせる」という人はいまのところ吐き出す力は十分ありますが、「動かせない」というのなら、肺から空気を吐き出す力が弱くなっています。

⑤肺活量が十分にあること

肺から吐き出せる空気の量（肺活量）は、肺の機能を調べるうえで重要なポイントで

●ポイント④
気管に入った異物を吐き出す力がある？

ティッシュペーパーが動かなければ、吐き出す力が弱っています。

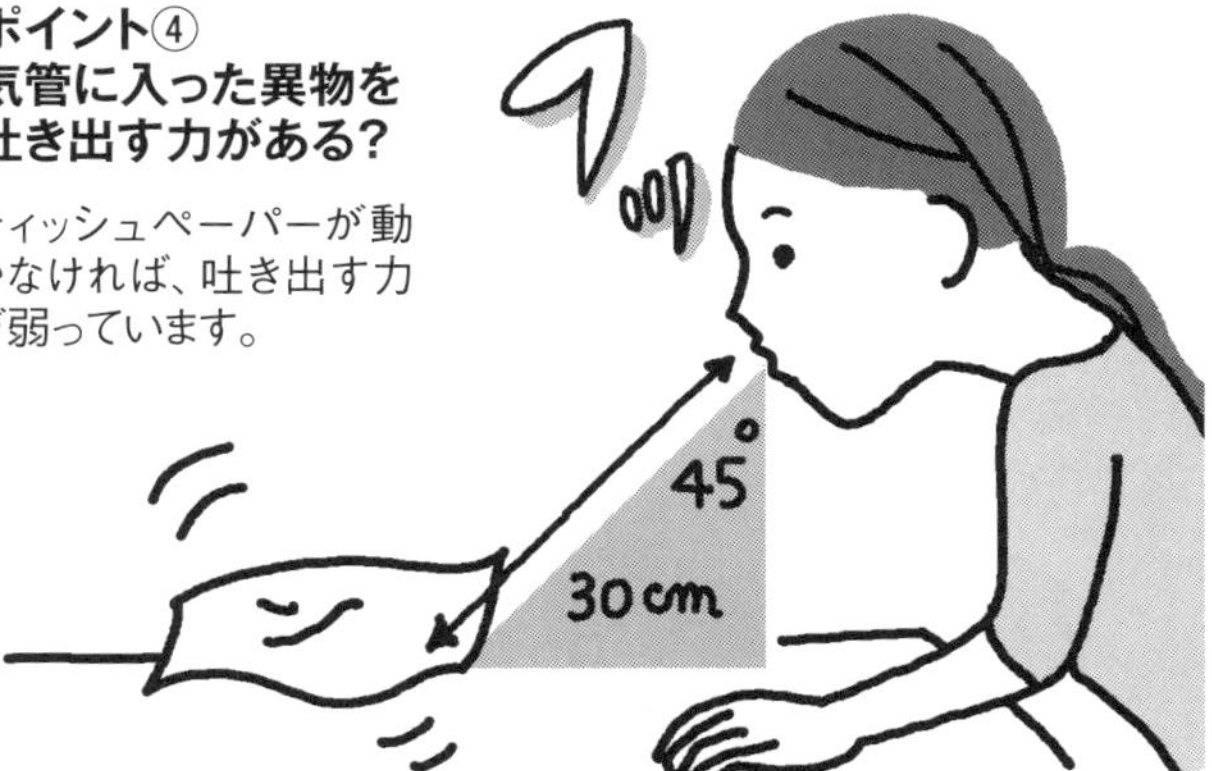

ティッシュペーパー1枚を机に置いて、45度の角度で30cmほど離れた位置から「フッ」と一瞬だけ息を吐く。ティッシュペーパーが動くかチェック。

す。肺活量が十分にあることも、誤嚥したときに異物を吐き出す力につながります。この力があるかどうかは、声を長く出し続けられるかどうかでチェックできます。普段出している声の大きさで「あー」と発声し続けてみてください。

男性で15秒以上、女性で12秒以上発声できるなら、いまのところ肺活量は十分です。しかしそれができなければ、肺活量が落ちてきている証拠です。

以上が、誤嚥性肺炎を防ぐ5大ポイントです。

これらが弱っているとしたら、そこを強

●ポイント⑤　肺活量が十分にある？　目標秒数を発声できなければ、肺活量が落ちています。

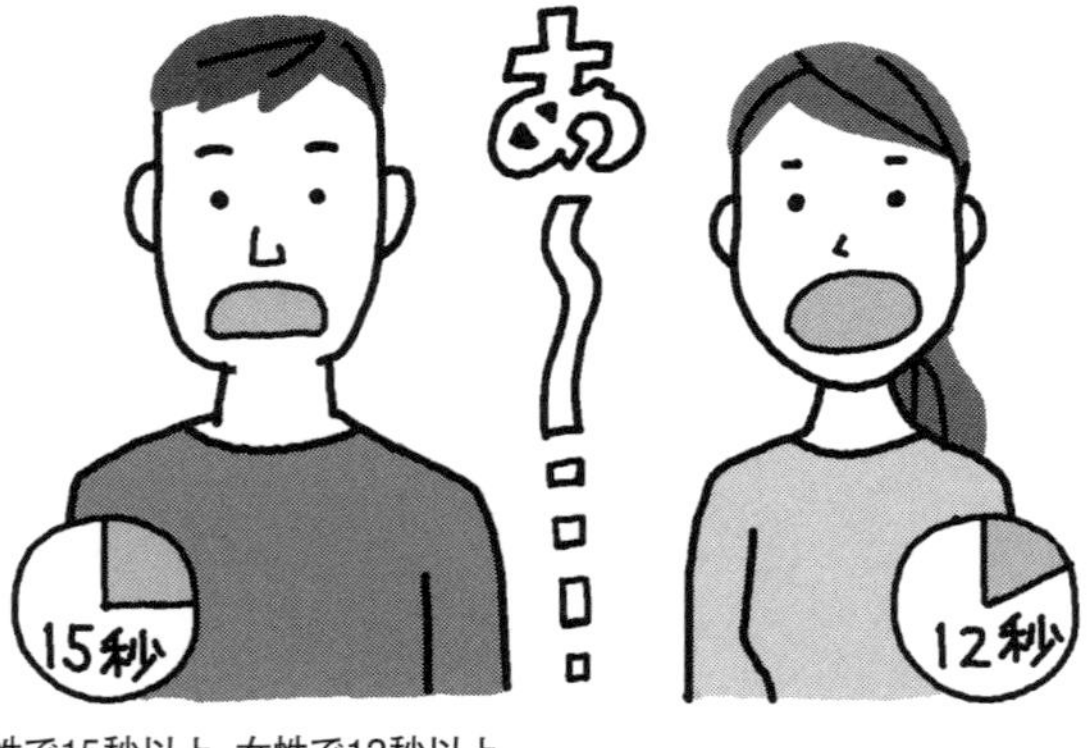

男性で15秒以上、女性で12秒以上、「あー」と発声し続けることができるかをチェック。

化することが重要です。

特に大切なのはポイント①と②です。「飲み込む＝のどを上げる」ことですから、これから紹介する「のど上げ体操」をしっかり行うようにしてください。誤嚥性肺炎を防ぐためにはこの体操がすべての基本であり、もっとも大事なトレーニングです。

ポイント③ののどの感覚が鈍っている人は、「のど上げ体操」とともに「のどの感覚を鍛えるトレーニング」にも力を入れるようにしてください。

ポイント④と⑤は、万が一誤嚥した場合に異物を吐き出すことができるかどうかにかかわってきます。この力が弱っている人は、「のど上げ体操」とともに「呼吸トレーニング」も行ってください。

誤嚥性肺炎を防ぐトレーニング
——「のど上げ体操」をマスターしよう

誤嚥性肺炎は、誤嚥をしなければ発症しません。

「飲み込み力」の強化は、誤嚥性肺炎を予防する一里塚です。「のど上げ体操」で「飲み込み力」を強化しましょう。

「のど上げ体操」は飲み込む動作、すなわちのどを上げる動作を再現することで誤嚥しない飲み込み方ができるようにし、のどの能力も高める体操です。

「のど上げ体操」はわずか三つのステップからなるトレーニングで、3ステップすべてを行っても1日1～2分しかかからない簡単なものです。たったこれだけのトレーニングで誤嚥性肺炎にかかる危険度をぐんと下げることができるのですから、ぜひとも毎日継続してほしいと思います。

「飲み込み力」を強化するためには、積極的にのどを動かさなくてはなりません。しかし、飲み込むという動作を意識して行っている人はほとんどいませんから、「のど上げ体操」をする前にあなたが「のどの認知症」かどうかを知る必要があります。のどをどれくらい動かせるかによって、トレーニング内容が変わってくるのです。前項のポイント①と②ができるかどうか、ここでもう一度チェックしてみてください。

のどを上げることさえできれば、決して誤嚥することはありません。のどを意識して積極的に動かすことこそが、誤嚥性肺炎を防ぐことにつながるのです。

●のどの位置の確認方法

「のど上げ体操」に入る前に、まずは「のど（喉頭）」の位置を確認しておきましょう。

手順は以下のとおりです。

①顔を少し上に向ける

目線を少し上に向け、あごを上げます。あまり上げすぎると首の皮がつっぱり、飲

●「のど（喉頭）」の位置を確認する手順

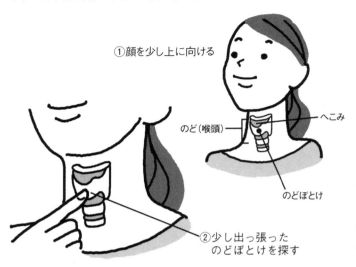

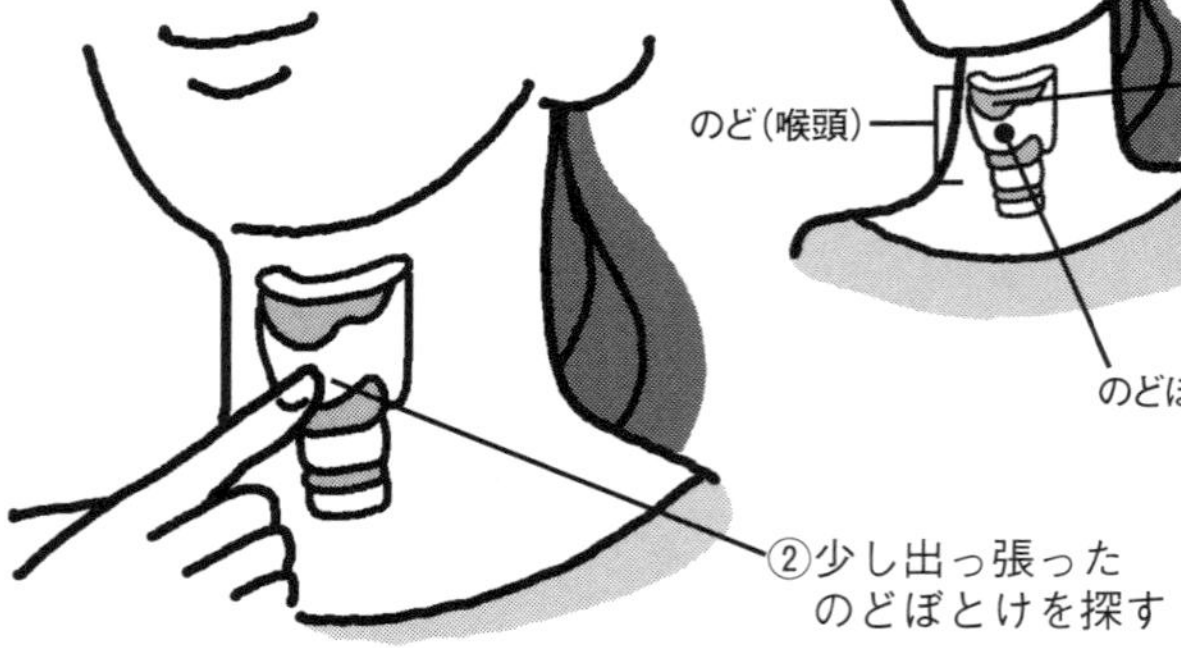

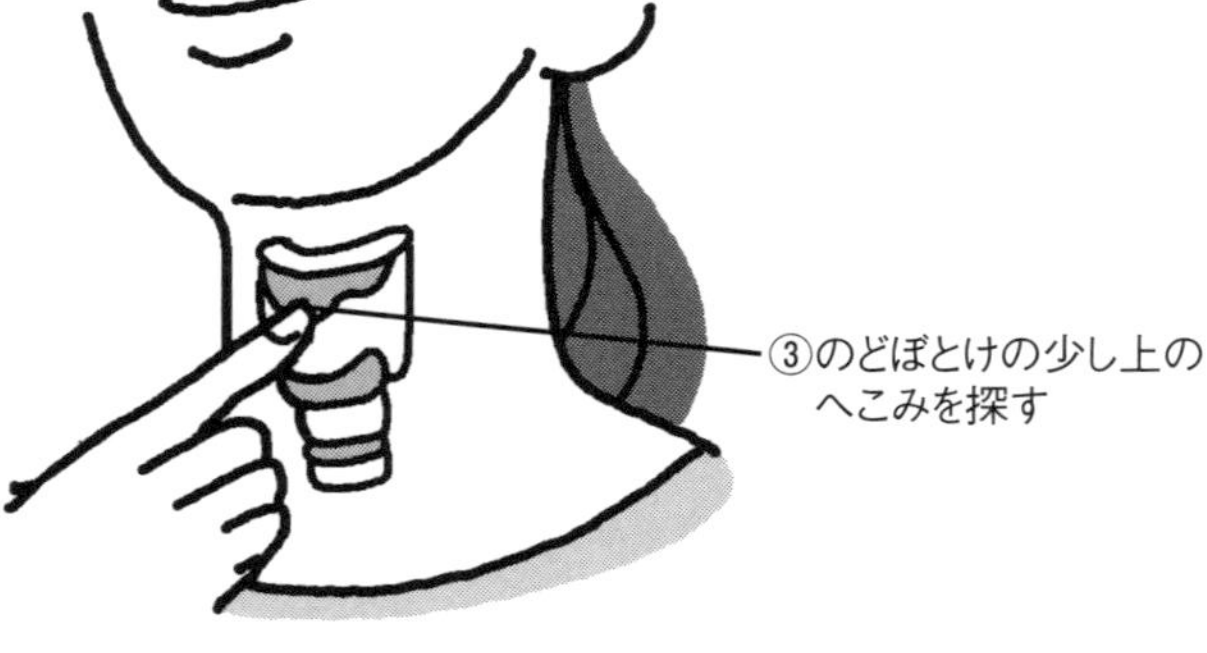

み込むときに動く部分が分かりにくくなります。

②のどぼとけを探す

首の正面、中央から少し上にある出っ張りがのどぼとけです。のどぼとけの位置は、多くの人が考えているより上にあることがほとんどです。男性ははっきりしていますが、女性や首に脂肪がついて太くなっている人は分かりにくいかもしれません。指で触れてみれば、固く出っ張った部分を探り当てることができるはずです。

正確なのどぼとけの位置が分からなくても、水などを飲んだときに大きく動くところが分かればＯＫです。

③のどぼとけの少し上のへこみを探す

のどぼとけから指をわずかに上にずらすと、数ミリ程度のへこみがあるはずです。ここも確認してみてください。のどぼとけの2センチくらい下にもへこみがあります。どちらの「へこみ」も、のどが動くのにつられて動きます。飲み込むときはのどぼとけとこのへこみが上がるため、へこみは指で確認できなくなります。

以上3点、自分ののどを触りながら、そして鏡で映しながらその様子をしっかりと確認してみてください。そして、自分ののどが108ページの図のような形をしていることをイメージしながら何度もその動きをチェックしてみましょう。

このあとに説明する「のど上げ体操」は、「のどをどう動かしているか」を意識することで効果が上がります。足やお腹の筋肉もそうですが、「いまこの部分を鍛えているぞ」と意識することがトレーニング効果を上げる秘訣なのです。

「のど上げ体操」の場合は、あごの下にある「ごっくん筋」を意識しながらトレーニングすることが大切です。

●のどの認知症は必ず治る

のどの位置が分かったところで、もう一度のどを上下に動かしてみてください。できないあなたは、「のどの認知症」といえます。

でも安心してください。のどは必ず動かせます。

人は無意識のうちに、普段1日700回ものどを動かしています。あなたはのどを動かす能力に問題があるのではなく、動かし方のコツを忘れているだけなのです。

でも、これから述べる練習を繰り返せば、必ずやり方を思い出すことができます。

「飲み込み力」を鍛えるには、とにかく「自分の意思でのどを動かすこと」が大切です。いまできなければ一生できません。若いときのほうがごっくん筋の力も強く、理解力もあるので習得が簡単だからです。本当に困ってからでは時間も手間もかかります。この本を読めるだけの理解力と体力があれば、ちょっとしたコツをつかむだけでのどを上下に動かすことはすぐにできます。

「のど上げ体操」ステップ0

のどの認知症を治すトレーニング

「飲み込むときに首の前を触る」

いよいよ「のど上げ体操」に入ります。
まずは普段の生活で食べたり飲んだりするときに、指で首の前を触るようにします。
また、鏡を使って飲み込むときにのどがどう動いているかを見るのも効果的です。
これが「のど上げ体操」の準備段階、ステップ0です。

●ステップ0
飲み込むときにのどの前を触る

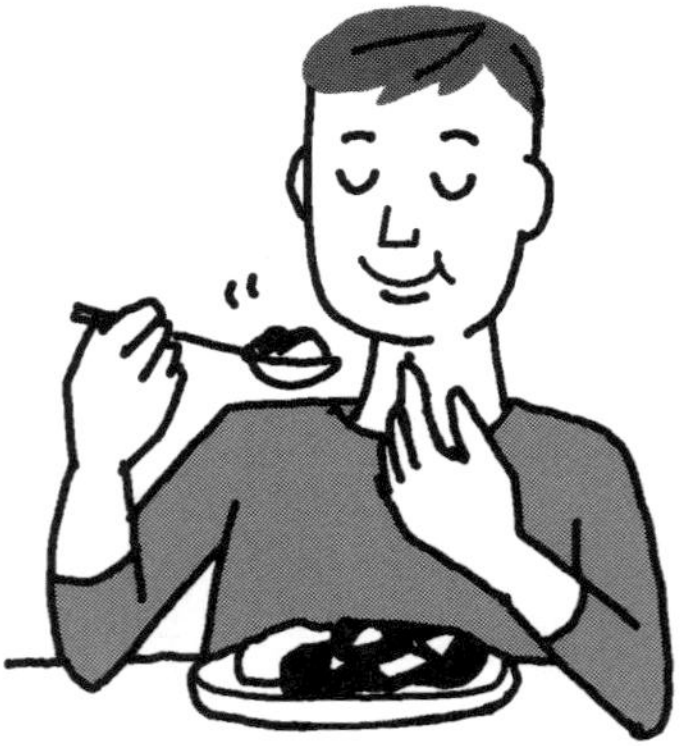

つまり、飲み込むことをしっかりと意識することがスタートなのです。
飲み込んでいるときののどの動きを意識していると、飲み込むときにのどをどのように動かしているかが自然と分かるようになります。飲食時に首の前を触ることを1週間ほど続ければ、どのようにのどを動かすかまったく分からなかった人も、そのコツが分かるようになります。

「のど上げ体操」ステップ1

のどの認知症を治すトレーニング
「水なしごっくんトレーニング」

のどを動かすことが分かったところで、「水なしごっくんトレーニング」に進みます。

私たちは普段、無意識に飲み込んでいます。

この「水なしごっくんトレーニング」は、その無意識の飲み込みを意識的にできるようにすることを目的に行います。水なしでごっくんすることを、専門用語で「空嚥《からえん》下《げ》」といいます。

最初はコップの水を飲むことから始め、水なしで同じ動作ができるように練習してください。最終的には飲み込むことを意識せず、ごっくんの動作（のどを上に動かす）だけをできるようにすることが目標です。

●ステップ１　水なしごっくんトレーニング

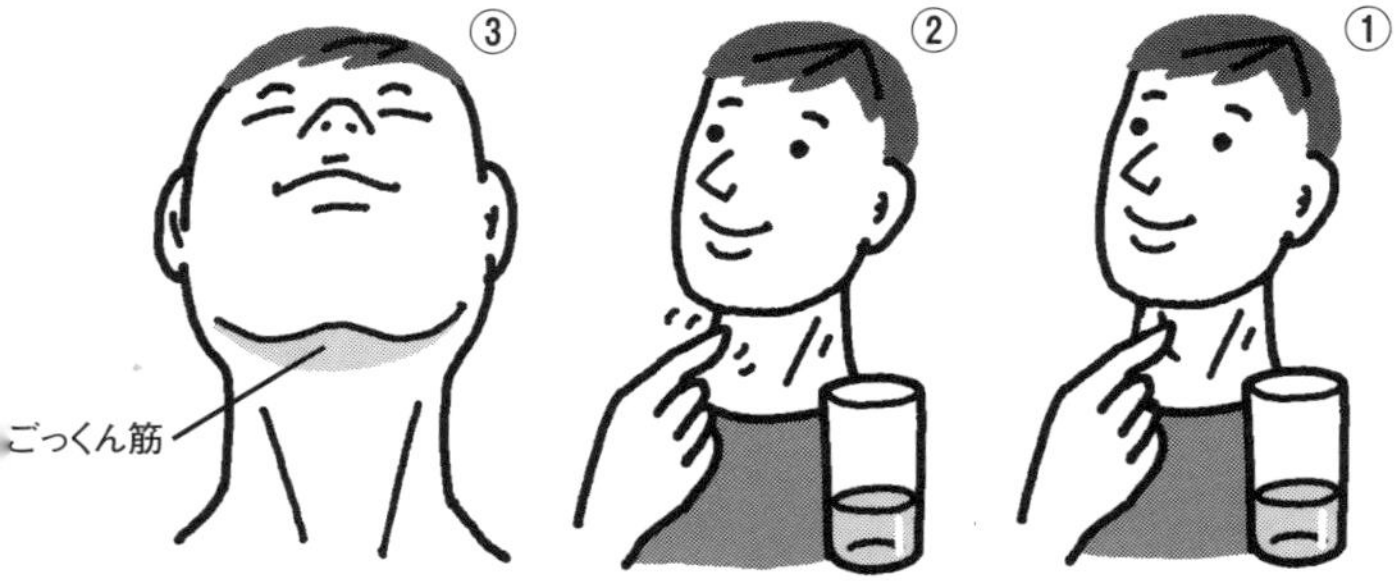

のどの動きを確認してごっくん

どの筋肉に力を入れているか確認してごっくん

ごっくん筋に力を入れてごっくん

■トレーニング内容

①水をごっくんするときにのどを触り、どのようにのどを動かしているかを確認する。
②水をごっくんするときに、どの筋肉に力を入れているかを確認する。
③水をごっくんするときに、「ごっくん筋」に意識的に力を入れる。
④水の量をできるだけ減らして、ごっくんする（唾液を飲んでもかまいません）。
⑤水なしでごっくんする。
⑥飲み込むことを意識せずに、ごっくんの動作（のどを上に動かす）をする。

水は常温のものを使います。常温の水はのどの

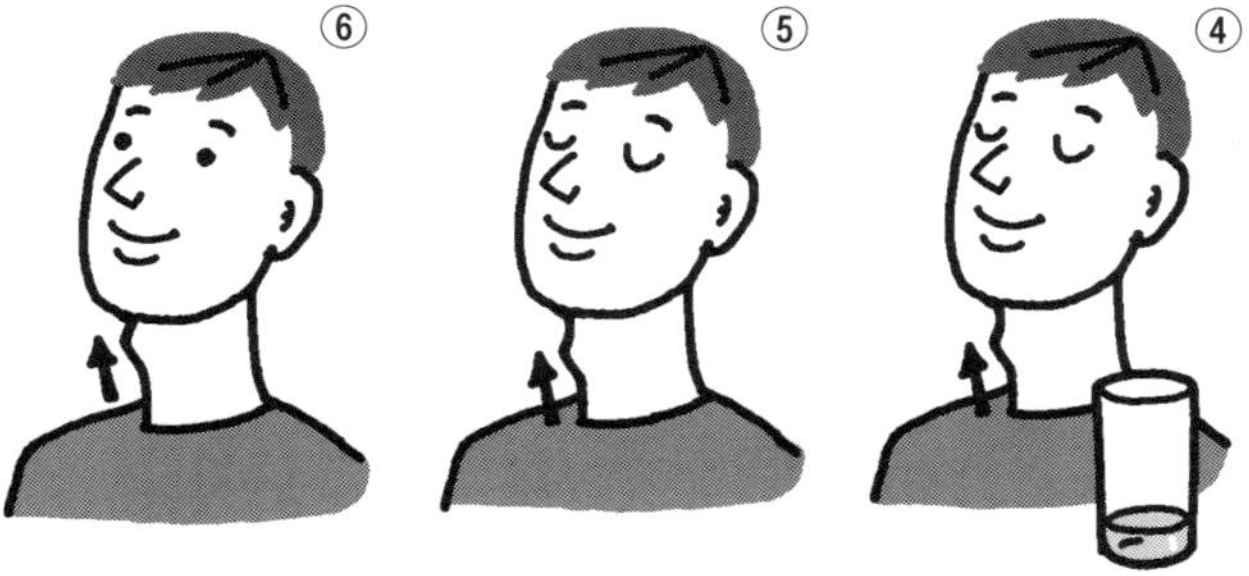

④ 水の量をできるだけ減らしてごっくん

⑤ 水なしでごっくん

⑥ ごっくんの動作だけする

中を速く流れ、その流れをのどが感じにくい物質です。常温の水でむせる場合は、冷たい水にしてもかまいません。水の量は少なめにしてください。少ないほうが誤嚥しにくいからです。

最初は飲み込みやすい量から始め、徐々にその量を減らしていきます。慣れてきたら自分の唾液だけでごっくんし、最終的には何もなくてものどを上げることができるようにします。

このトレーニングができれば、あなたは「のどの認知症」を脱出したことになります。いつでも自分の意思でのどを動かすことができるようになったということです。

飲み込むときに意識的にのどを動かせば、誤嚥することはなくなります。食事中も、意識的にのどを動かして、誤嚥しない飲み込み方を体に染みつかせてください。

■トレーニング量の目安

①〜⑥のプロセスをできるところまで行ってください。これを1回とします。飲み込むことを意識せずにのどを上に動かすことができれば、目標達成です。最初のうち水なしごっくんをまったくできない人でも、1日10回、1週間ほどこのトレーニングを続ければ飲み込むことを意識せずにのどを上に動かせるようになります。

「のど上げ体操」ステップ2

のどの柔軟性を高めるトレーニング

「のどを上下に動かすトレーニング」

ステップ2は、飲み込むことをせずに、のどを意識的に上げたり下げたりすることができるようにするトレーニングです。のどを上下に動かせると、のどの筋肉が柔軟になり飲み込みがスムーズになります。

ステップ1の「水なしごっくん（空嚥下）」をしっかりできるようにしておいてください。ステップ1ができれば、のどを上げられるようになっています。ここではさらにのどを下げる動きを加えて、のどを上下にしっかりと動かし、のどの柔軟性を高めるトレーニングを行います。

このトレーニングを続けると、のどの動きを自由にコントロールできるようになります。具体的には、のどを「素早く動かす」「ゆっくり動かす」「全力で動かす」のように、飲み込む動きに強弱をつけることができます。そうなればのどを自在に動かすことができ、飲み込む動作を完全に手の内に入れたといえます。

●ステップ2　のどを上下に動かすトレーニング

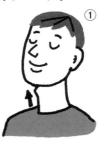

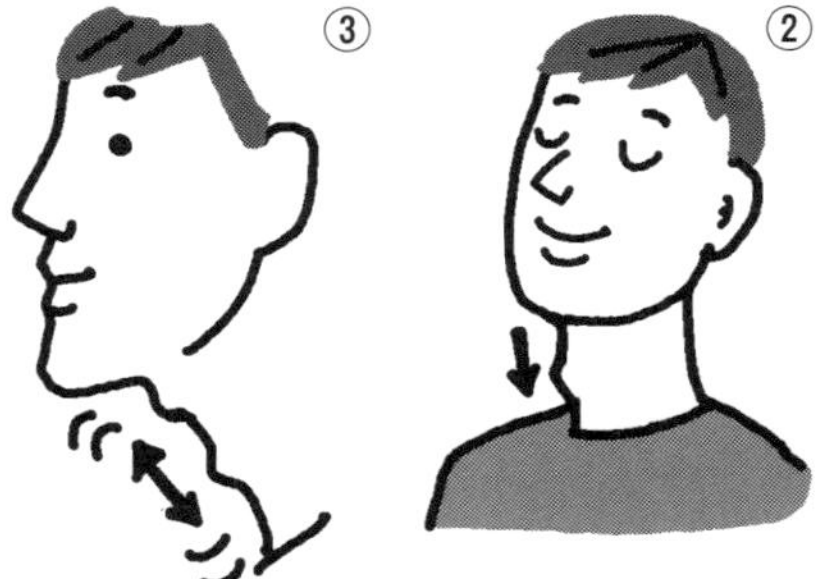

水なしごっくんでのどを上げる

舌の奥を押し下げるつもりでのどを下げる

スピードや力の入れ方を変えて、のどを上下させる

■トレーニング内容

①のどを上げる。

ステップ1の水なしごっくんと同じ動きです。水を飲んだときの感覚を思い出しながら、何も飲まずにのどを上げます。慣れてくれば、飲み込むことを考えずにのどを上に動かすことができます。

②のどを下げる。

のどを下に動かします。この動きはあくびをするときにしているのですが、意識してできる人は多くはいません。「舌の奥を下のほうに押し下げる」、または「口の中に空間をつくる」といった感覚です。まずはあくびをしたときに、のどがどのように動いているか感覚をつかみましょう。できなければ「のどを上げて力を抜く」ことを繰り返すだけでもかまいません。

このトレーニングでは、①②の動きを交互に繰り返します。

のどを下げるというのは、のどぼとけを定位置より下げるという意味です。最初のうちは、のどを上下に動かせる幅はあまり広くないでしょう。しかしトレーニングを積んでいけば、その動かせる幅、つまり可動域はだんだん広がってきます。意識しながらのどを上下させ、その動きの幅を少しずつ広げていきましょう。

鏡を見ながら毎日やると、のどの動きが少しずつ大きくなっていくことを確認できるはずです。

③のどを動かすスピードや力の入れ方を変えて、のどを上下させる。

のどを動かすことに慣れてくれば、のどの動きを完全にコントロールすることができます。さらに、のどを「素早く動かす」「ゆっくり動かす」「全力で動かす」「軽く動かす」といった動きを意識して行ってください。それができれば、飲み込むことに苦労することはなくなります。

■トレーニング量の目安

のどを上下に動かせなかった場合

まず、のどを意識的に上下に動かせるようにします。それができたら、のどの可動域をできるだけ広くしていきます。

「のどを上下に5回動かす」を1セットとし、3セットを朝・昼・夕に行います（＝1日9セット）。できるようになったら回数を減らしてもかまいません。

のどを上下に動かせる場合

のどを意識的に動かせる場合は、回数が少なくてもかまいません。のどを意識的に上下に大きく動かして、のどの可動域をできるだけ大きくしていきます。

「のどを上下に大きく5回動かす」を1セットとし、1セットを朝・昼・夕に行います（＝1日3セット）。

「のど上げ体操」ステップ3

のどの筋力を鍛えるトレーニング

「のどを上げたまま止めるトレーニング」

のどは「ごっくん筋」を収縮させることで動いていますから、この筋肉を鍛えることによってのどの動きを強化することができます。ステップ3は、のどの筋力を鍛えるトレーニングです。

のどの筋力を鍛える方法は、「のどを上げたまま止めること」です。

「ごっくん筋」は、他の筋肉と同じように〝筋トレ〟をしないと鍛えられません。足や腕の筋肉は、普段の生活の中で使っていても年をとると衰えてきます。しかし、走ったりバーベルを持ち上げたりすれば、その筋力をアップさせて力を維持することができます。「ごっくん筋」もそれと同じように、適度な負荷をかけた日々のトレーニングによって鍛えることができるのです。

「のどは、何かを飲み込むたびに動いているじゃないか」と思うかもしれません。しかしそれくらいの動きでは「ごっくん筋」に負荷はあまりかかりません。鍛えようと思うのなら、もう少し負荷をかけた運動が必要ということです。そのためには日常生活で動かしている以上に、意識的にのどを動かさないといけないのです。

ステップ3では、「のどを上げたまま止める」動きをします。

「水なしごっくん」で上げたのどをそのままキープし、「ごっくん筋」を鍛えるためのトレーニングです。

最初は少量の水を飲み込んで、のどを上げることから始めます。のどを上げたまま、その位置で止められるようになることが目的です。飲み込む水を徐々に減らし、最終的には何も飲まずにのどを上げ、そのままの位置でキープできるようにします。

このトレーニングは「ごっくん筋」にストレートに効き、負荷がかかります。「飲み込み力」アップのトレーニングとしてはとても効果的ですから、しっかりとマスターしてください。

●ステップ3　のどを上げたまま止めるトレーニング

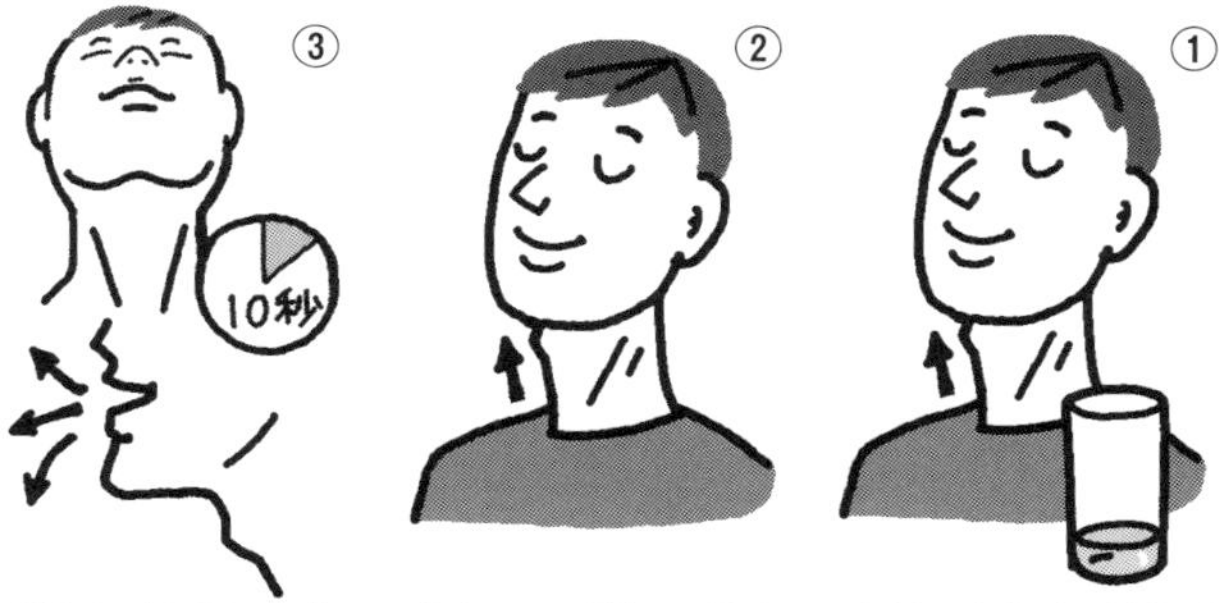

のどを上げたまま10秒止める

水なしでのどを上げたまま止める

少量の水をごっくんしてのどを上げ続ける

女性はのどの動きが小さいので、のどが上がった状態で止まっているかどうかを確認するのが難しいかもしれません。のどを上げて止められているかが分からない場合は、のどを上下に動かして力の入れ具合を十分に確認しましょう。のどの動きは指で触っても分かりますので、まずのどを動かすことを多く行うことが大事です。

■トレーニング内容

①少量の水をごっくんしてのどを上げ、そのままごっくん筋に力を入れ続ける。

②慣れてきたら水なしでのどを上げたままで止める。息は止まったままになる。

③のどを上げたまま10秒間止め続け、最後に勢い

よく息を吐き出す。

水を飲むと瞬間的にのどが上がります。普通はすぐにのどの位置が下がって元の位置に戻りますが、そのまま力を入れ続けてのどを上げた状態のまま保ちます。息は止めたままになります。

決して無理はしないようにしてください。これをしてむせる場合は、水をごく少量にしてください。もちろん何も飲まなくてものどを上げて止めることができます。

■正しくできているかどうかの確認ポイント

のどを上げて止める場合、それができているかどうか分からないことがあります。その場合は、次の状態になっているかを確認します。

❶のどを上げている間は呼吸できない。
❷あごの下にある筋肉が固くなる（両親指をあごの下に当てて確認）。
❸首のすじがピンと張る。
❹のどぼとけが上に動く。のどぼとけの真ん中はタテに割れている。

❺のどのへこみ（のどぼとけの真上と真下にある）が上に動く。

■トレーニング量の目安

「のどを上げたまま止められる」が10秒未満の場合

最初は「のどを上げたままできるだけ長い秒数を止める」を3回、朝・昼・夕に行い（＝1日9回）、10秒止められるまで続けてください。

それができたら「のどを上げたまま10秒止める」を3回、朝・昼・夕に行います（＝1日9回）。食事での飲み込みにくさがなくなれば、朝・昼・夕に1回（＝1日3回）に減らしてもかまいません。

「のどを上げたまま10秒止める」ことができる場合

「のどを上げたまま10秒止める」を1回、朝・昼・夕に行います（＝1日3回）。

ただし、食事で飲み込みにくさを感じているなら、「のどを上げたまま10秒止める」を3回、朝・昼・夕に行ってください（＝1日9回）。

早わかり
「のど上げ体操」メニューとトレーニング量の決め方

◉必ずQ1とQ2を回答して、いまのあなたに合ったステップとトレーニング量で行ってください。

のどの柔軟性を高めましょう

ステップ 2
のどを上下に動かすトレーニング　➡P116参照

■自信はないけどできた人
5回を1セットとし、3セットを朝・昼・夕に行う＝1日9セット

■簡単にできた人
5回を1セットとし、1セットを朝・昼・夕に行う＝1日3セット

のどの筋力を高めましょう

ステップ 3
のどを上げたまま止めるトレーニング　➡P121参照

■10秒未満の人
「のどを上げたまま止める」を、できるだけ長い秒数を3回、朝・昼・夕に行う＝1日9回

10秒止めることができるようになったら

■できるが飲み込みにくさを感じている人
「のどを上げたまま10秒止める」を3回、朝・昼・夕に行う＝1日9回

■簡単にできた人
「のどを上げたまま10秒止める」を1回、朝・昼・夕に行う＝1日3回

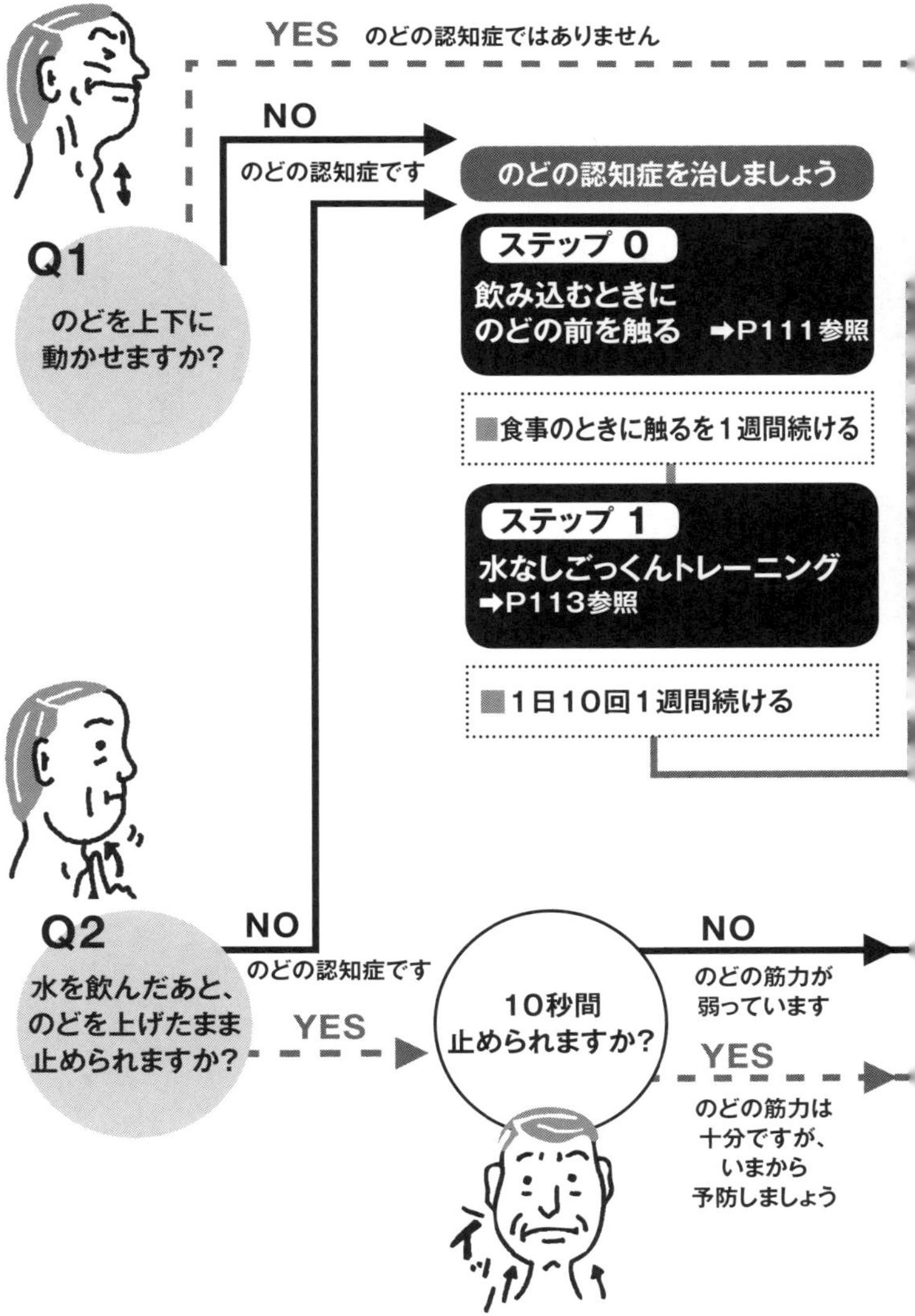
YES　のどの認知症ではありません
NO
のどの認知症です
のどの認知症を治しましょう
ステップ 0
飲み込むときに
のどの前を触る　➡P111参照
■食事のときに触るを1週間続ける
ステップ 1
水なしごっくんトレーニング
➡P113参照
■1日10回1週間続ける
Q1
のどを上下に
動かせますか?
Q2
水を飲んだあと、
のどを上げたまま
止められますか?
NO
のどの認知症です
YES
10秒間
止められますか?
NO
のどの筋力が
弱っています
YES
のどの筋力は
十分ですが、
いまから
予防しましょう
イッ

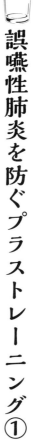

誤嚥性肺炎を防ぐプラストレーニング①
——のどの感覚を鍛えよう

ただ漫然と食事をしていると、のどの中をどんなものが通っているか分からなくなってきます。のどの感覚が弱くなると嚥下反射が起こりにくくなるので、誤嚥するリスクが高まります。

第2章で説明したとおり、感覚というものは意識すると鋭くなるので、普段の食事でのどを通るものの「温度」「粘り気」「味」を意識して感じてみましょう。また、たまにスプーンをのどの奥に当てて、反射が起こる（「うえっ」となる）かどうか試してみましょう。スプーンを氷水に浸けて冷たくすると刺激が増し、反射が起こりやすくなります。

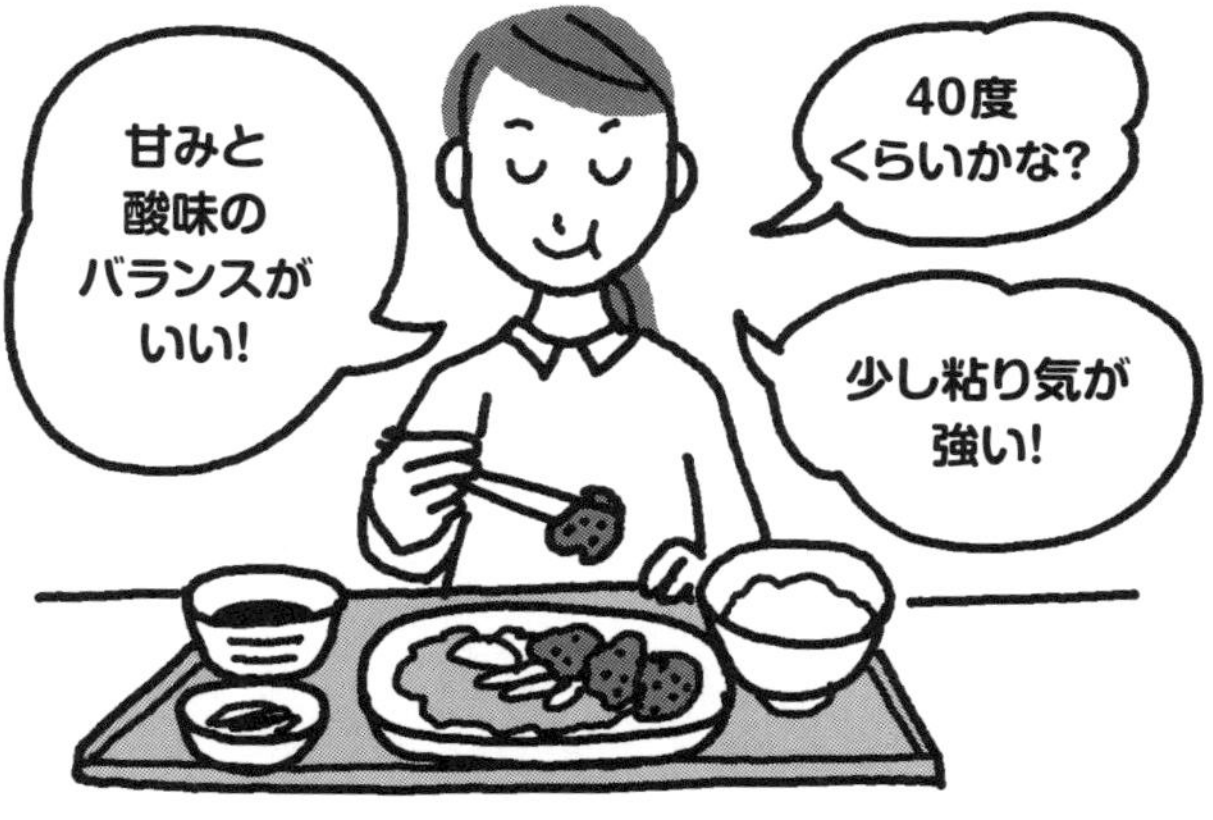
甘みと
酸味の
バランスが
いい!
40度
くらいかな?
少し粘り気が
強い!

■トレーニング量の目安
のどの感覚を鍛えましょう

Q
スプーンをのどの奥に当てると「うえっ」となりますか?

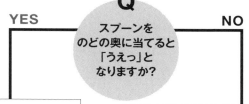

YES

普段の食事を味わい深く感じましょう。1日に一度はのどの中を通るものを意識します。

NO

普段の食事で、できるだけのどの中を通るものを意識して感じるようにします。冷たいスプーンをのどの奥に当てて「うえっ」となるように意識します。この反射が起こるようになったら、常温のスプーンで行います。

誤嚥性肺炎を防ぐプラストレーニング②
――「呼吸トレーニング」をマスターしよう

高齢者が誤嚥性肺炎を招いてしまうのは、「飲み込み力」が弱ることだけが理由ではありません。「呼吸する力」が衰えることも大きな原因のひとつです。

食べたものが気管に入ってしまい、それを出そうとしてむせたり咳き込んだりすることはよくあります。しかし、「よくあります」というのはまだまだ若い証拠。

老化によって呼吸器が衰えてくると、気管に流れ込んだ異物を吐き出す力が弱くなり、しっかりむせたり咳き込んだりもできなくなります。

のどがきちんと上がるのが第一関門、誤嚥してもきちんと吐き出せるのが第二関門。

この二つの関門が突破されてしまうことで、誤嚥性肺炎のリスクが急激に高まるのです。

気管に異物が入ったときに、強い息で押し戻せることが重要です。「飲み込み力」と同時に呼吸のトレーニングもしっかりとしておくことが、将来の誤嚥性肺炎を予防することにつながります。呼吸が弱くなると、窒息もしやすくなります。

息をしっかり吐くためには、瞬発的に呼吸をするための筋肉が必要です。また、十分な肺活量も必要です。この二つを養うために、以下に紹介する呼吸トレーニングをおすすめします。

「のど上げ体操」で「飲み込み力」を強化し、さらに「吐き出し力」も鍛えて肺炎を防ぎましょう。

●呼吸法についてのおさらい

まず、人がどのように呼吸するかを説明します。呼吸法には「胸式呼吸」と「腹式呼吸」の二つがあります。ここでは呼吸のしかたをもう一度確認してみます。この二つの呼吸法を意識して行い、息をすることの基本を習得しましょう。

●基本の「胸式呼吸」をマスター

胸郭を広げたり、狭めたりして行うのが胸式呼吸です。できるだけ胸を「大きく広げる」「小さく縮める」を意識して、呼吸の練習をしましょう。

■手順

①胸を大きく開いていくイメージで、鼻から空気をゆっくり吸い込む。

②吸い込んだ空気は、肺にため込む意識をもつ。

③胸を徐々に縮めるようにしながら、ゆっくりと口から息を吐く。

●胸式呼吸法の練習法

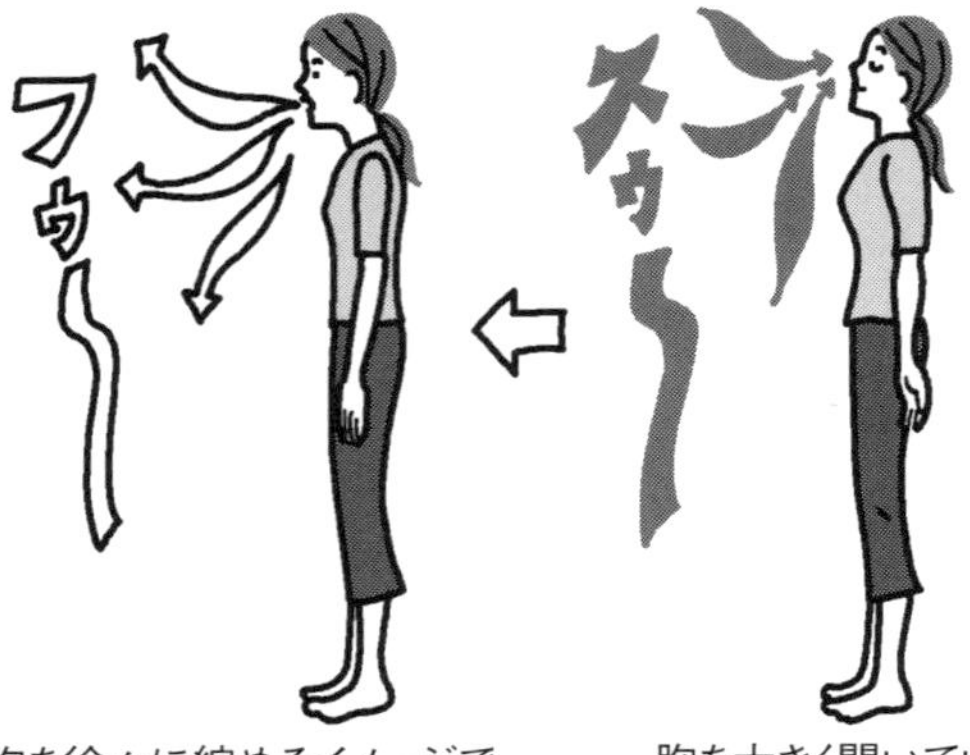

胸を大きく開いていくイメージで、鼻から空気をゆっくり吸い込みます。

胸を徐々に縮めるイメージで、ゆっくりと口から息を吐きます。

■ポイント
・胸を柔軟に保ち、胸部をしっかりと動かすことを意識しながら行ってください。
・胸式呼吸はリフレッシュ効果があるといわれています。気分転換したいときなどに行いましょう。

●基本の「腹式呼吸」をマスター

横隔膜《おうかくまく》を上下させて行うのが腹式呼吸です。息を吸ったときにお腹だけを膨らますのではなく、お腹から胸まで、体全体を使って呼吸するイメージをもちましょう。

ここでは上半身をしっかりと使う感覚を養うためにカベに向かって呼吸する方法を紹介しますが、カベに向かわず両肩を上下させるだけでもかまいません。要は上半身をしっかりと動かしながら腹式呼吸することがポイントです。

■手順

①カベに正対し、30センチほど離れて立つ。

②両手のひらを肩の高さでカベにつけ、ひじは90度に曲げる。

③おへそのあたりに空気をためるイメージで、鼻からゆっくり息を吸い込む。

④お腹だけでなく、横隔膜を持ち上げる意識で体全体を使うイメージで行う。

⑤カベを押しながら、お腹に力を入れて「フッフッフッ」と口から小刻みに息を吐く。

■ポイント

・息を吐くときは「フッフッ」と、お腹に

●腹式呼吸法の練習法

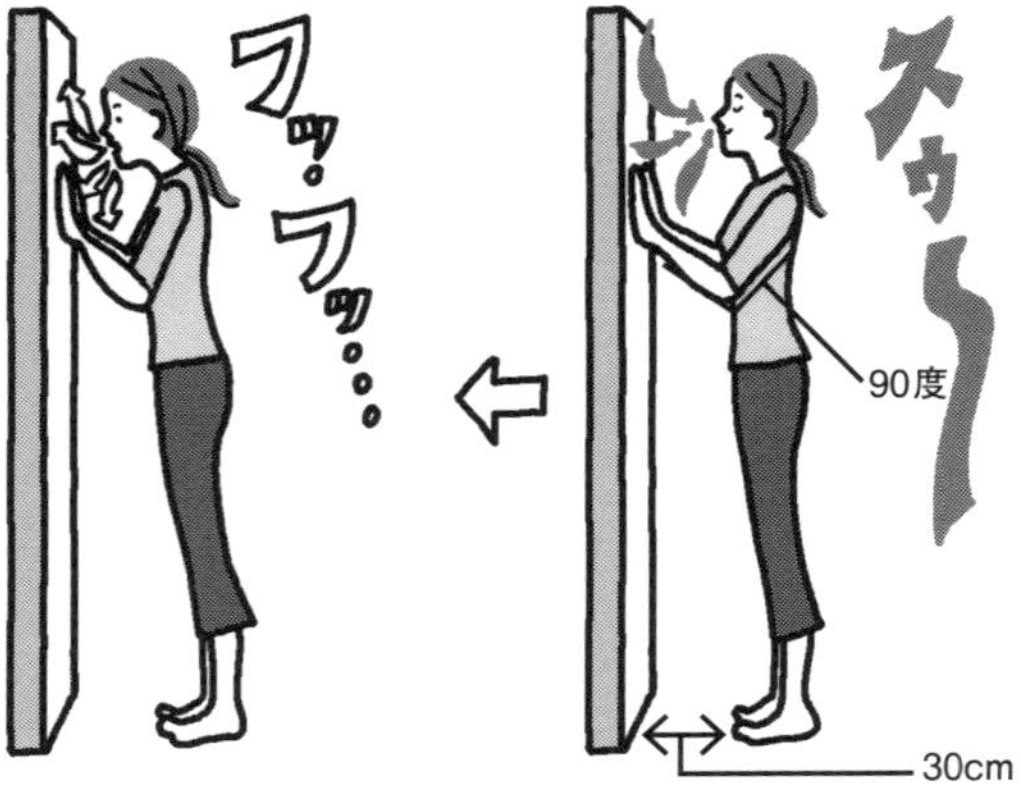

お腹に力を入れて「フッフッフッ」と口から息を吐きます。

おへそのあたりに空気をためるイメージで、鼻からゆっくり息を吸い込みます。

リズミカルに力を入れます。
・腹式呼吸はリラックス効果があるといわれます。仕事の合間などに行うと効果的です。

呼吸トレーニング①
吐き出す瞬発力を高める「ドッグブレス」

走り回った犬のように「ハッハッハッ」と小刻みに息を吐いて吸うことを繰り返すトレーニングです。このトレーニングで、吐く息にパワーがつくので、誤嚥したときに異物を押し出す力がつきます。また、発声のトレーニングにもなるので、声量が落ちてきたと感じる人にもおすすめです。

■トレーニング内容

①口を半開きにして、リラックスさせる。
②「ハッ」と声を出しながら鋭く口から息を吐く。

③吐き出した息と同じだけ口から息を「スッ」と吸う。

「ハッスッハッスッ」と、②と③を1秒間に2回くらい行う速さで繰り返します。30秒から始めて、慣れてきたら2～3分行います。

●ドッグブレストレーニング

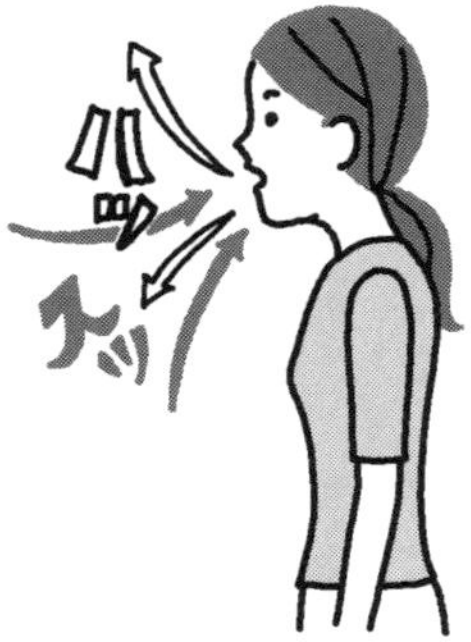

「ハッ」と声を出して鋭く息を吐き、同じ量の息を「スッ」と吸います。

■トレーニング量の目安
吐き出す瞬発力を高めましょう

Q

30cm離れたティッシュペーパーを息を吐いて動かすことができますか?

YES → 1日1回ドッグブレスを行います。

NO → 1日3回（朝・昼・夕に）ドッグブレスを行います。ティッシュペーパーを動かせるようになれば、回数を減らしてもかまいません。

■ポイント

・声を出すことが周囲の迷惑になるようであれば、声を出さなくてもＯＫ。ただし、声を出すと声帯の運動にもなります。
・吐き出す息の強さは、口の５センチほど前に出した手のひらに息が強く当たるくらいです。
・息を吐いたとき、おへその下あたりがへこむのが正しい呼吸。

呼吸トレーニング②

肺活量を増やす「ペットボトル体操」

ペットボトルの空き容器を、膨らませたりしぼませたりするトレーニングです。肺活量を効率的に鍛えられるので、誤嚥したときの吐き出す力をつけることができます。用意するものはミネラルウオーターなどによく使われている軟らかいペットボトル（５００ミリリットル）だけです。

■トレーニング内容

①肺の中の空気が全部なくなるまで息を吐ききる。

②空のペットボトルを口にくわえる。

③ペットボトルの中の空気を思いきり吸い込み、ペットボトルがぺちゃんこになるまでしぼませる。

④そのままペットボトルの中に息を吐いて、ペットボトルをパンパンに膨らませる。

①～④で1回とします。

■ポイント

・息を吸い込むときは、ゆっくりと吸って無理をしないようにしてください。

●ペットボトルトレーニング

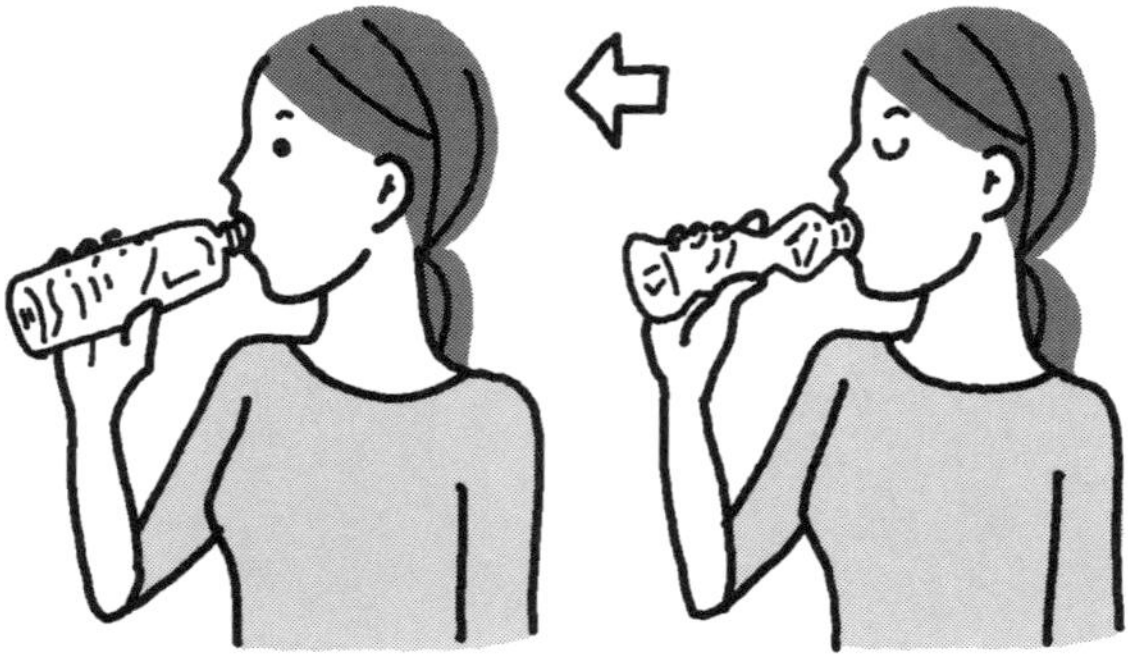

ペットボトルの中の空気を思いきり吸い込み、ペットボトルをぺちゃんこにしぼませます。

そのままペットボトルの中に息を吐いて、ペットボトルをパンパンに膨らませます。

・息を吐き出すときは、肺の中の空気をすべて出しきるイメージ。
・トレーニング中、頭が痛くなったりめまいがしたりする場合は、酸欠の症状かもしれません。すぐに中止してください。
・トレーニング後は、ペットボトルの中をきれいに洗浄してください。

■トレーニング量の目安
肺活量を増やしましょう

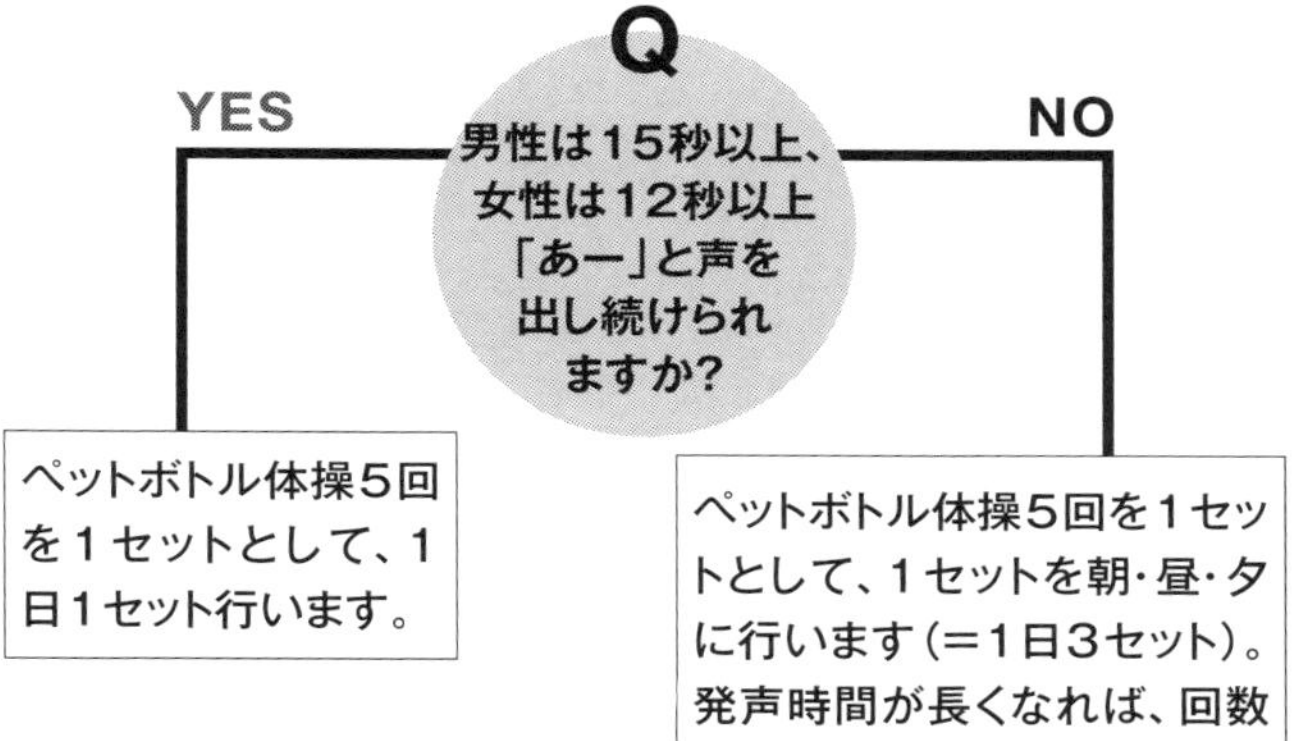
ペットボトル体操5回を1セットとして、1セットを朝・昼・夕に行います（＝1日3セット）。発声時間が長くなれば、回数を減らしてもかまいません。

まとめ「のど上げ体操」

●「のど上げ体操」のトレーニング量の決め方

トレーニング内容は現状の「飲み込み力」によって変わってきます。

例えば、不自由なく歩けるのに手すりを持ってゆっくり歩いたりはしませんね。健康だったらジョギングをしたり、バーベルを上げたりして足腰を鍛えます。

フィットネスクラブに行くと最初に体力測定をします。これは体力によってトレーニングの内容を変えるために、体力を調べておくのです。その人の能力に応じてどれくらいの負荷をかけるかが、トレーニングをするうえで重要だということです。

トレーニング内容は「少し疲れる程度」が目安です。無理をせず、できることを継続して行うことが大切です。

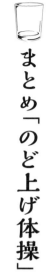

●「のど上げ体操」を行う時間

「のど上げ体操」は、できるだけ食後に行ってください。「のど上げ体操」は飲み込む動作そのものを鍛えるので、食べる前に行うとのどの筋肉が疲れてうまく飲み込めないことがあるからです。また、食後にのど上げ体操をすると、のど中に食べものが残らなくなるので、誤嚥性肺炎の予防にもなるという利点もあります。

食前には「嚥下体操」（１８２ページ）を行ってください。「嚥下体操」には運動前のストレッチ体操と同じような効果があり、飲み込みやすくなるからです。

ステップ0

――飲み込むときに首の前を触る

普段の生活の中で食べたり飲んだりするときに、指で首の前を触るようにします。そうすることで、飲み込む動作を意識するようにします。

■トレーニング量の目安

飲食時に触ることを1週間続けます。

ステップ0

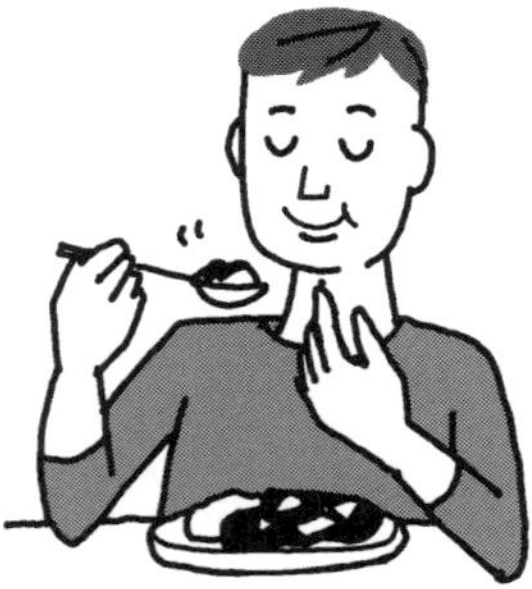

ステップ1

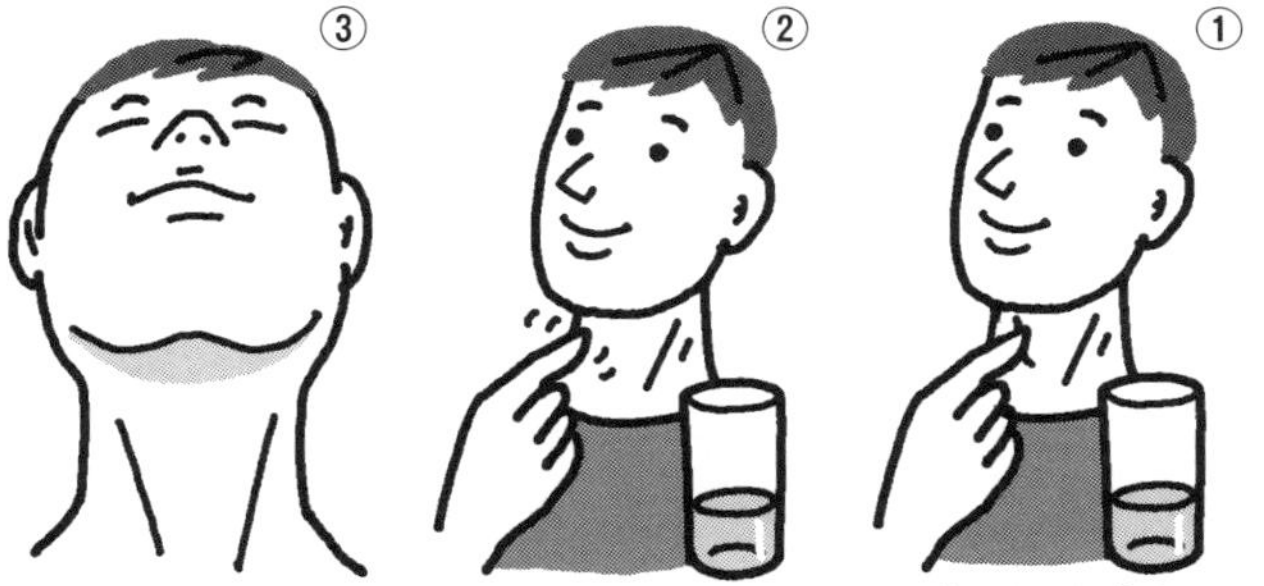

①のどの動きを確認してごっくん

②どの筋肉に力を入れているか確認してごっくん

③ごっくん筋に力を入れてごっくん

ステップ1
――水なしごっくんトレーニング

最初は飲み込みやすい量の水を飲むことから始め、徐々にその量を減らしていきます。自分の唾液、そして何もなくてものどの中を上げることができるようにします。この練習を1日10回、1週間行えば、水なしで飲み込む動作ができるようになります。

■トレーニング内容

①水をごっくんするときにのどを触り、どのようにのどを動かしているかを確認する。

②水をごっくんするときに、どの筋肉に力を入

ステップ1

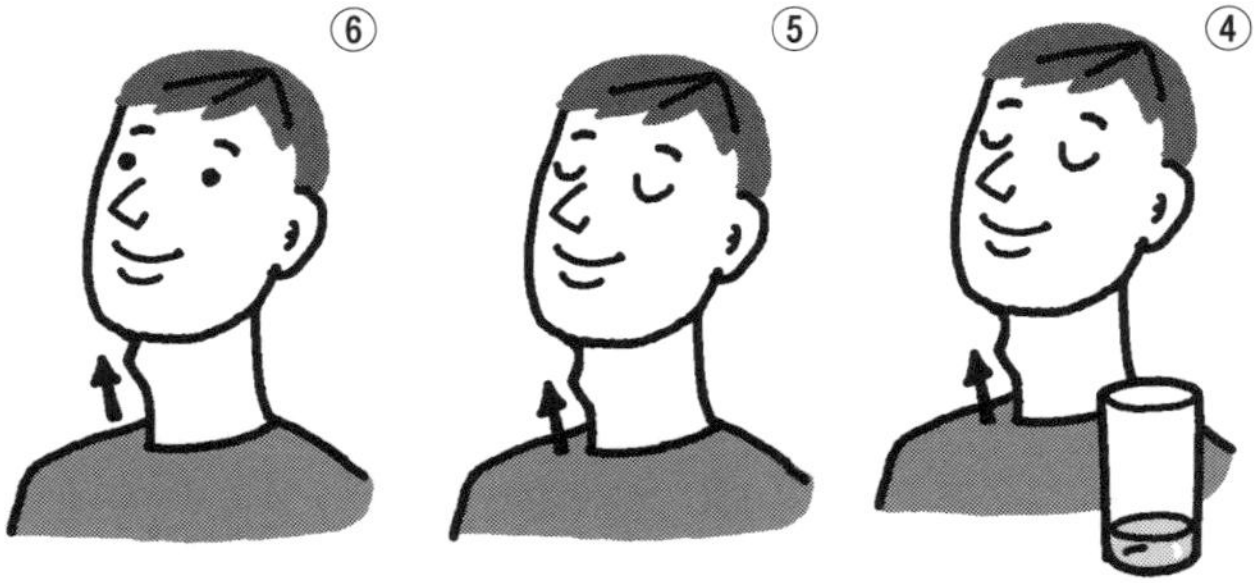

水の量をできるだけ減らしてごっくん

水なしでごっくん

ごっくんの動作だけする

れているかを確認する。

③水をごっくんするときに、「ごっくん筋」に意識的に力を入れる。

④水の量をできるだけ減らして、ごっくんする（唾液を飲んでもかまいません）。

⑤水なしで、ごっくんする。

⑥飲み込むことを意識せずに、ごっくんの動作（のどを上に動かす）をする。

■トレーニング量の目安

①～⑥のプロセス（できるところまで）を1日10回行います。

ステップ2 ――のどを上下に動かすトレーニング

飲み込むことをせずに、のどを意識的に上げたり下げたりすることができるようにするためのトレーニングです。のどを上げる動きはステップ1と同じです。さらにのどを下げる動きを加えて、のどを上下にしっかりと動かし、のどの柔軟性を高めるトレーニングを行います。さらに慣れてくれば、のどを動かすスピードや力の入れ方に強弱をつけることができます。そうなれば、飲み込む動作は完全にコントロールできています。

■トレーニング内容

①のどを上げる。

水を飲んだときの感覚を思い出しながら、何も飲まずにのどを上げます。慣れてくれば、飲み込むことを考えずにのどを上に動かすことができます。

②のどを下げる。

ステップ2

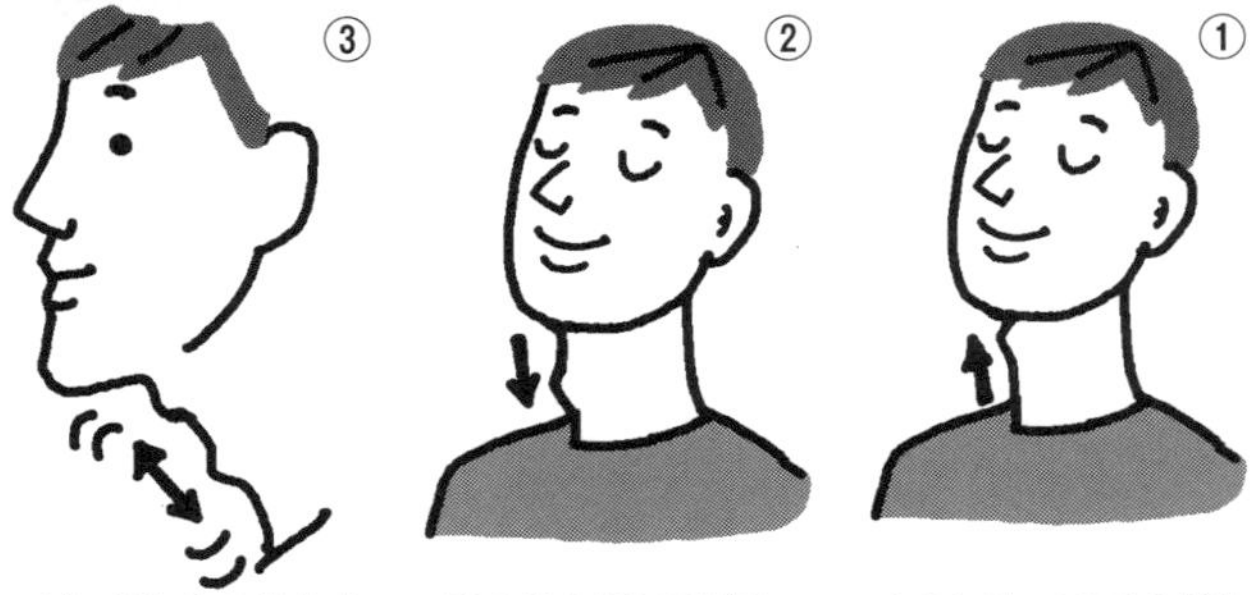

水なしごっくんでのどを上げる

舌の奥を押し下げるつもりでのどを下げる

スピードや力の入れ方を変えて、のどを上下させる

のどを下に動かします。「あくび」をするのと同じのどの動きです。あくびが自然に起こったとき、どのようにのどが動いているか意識してみましょう。感覚的には「舌の奥を下のほうに押し下げる」、または「口の中に空間をつくる」です。

①②の動きを交互に繰り返します。

③のどを動かすスピードや力の入れ方を変えて、のどを上下させる。

のどを動かすことに慣れてくれば、のどの動きを完全にコントロールすることができます。具体的には、のどを「素早く動かす」「ゆっくり動かす」「全力で動かす」「軽く動かす」といった動きを意識して行います。

■トレーニング量の目安

のどを上下に動かせなかった場合

「のどを上下に5回動かす」を1セットとし、3セットを朝・昼・夕に行います（＝1日9セット）。

のどを上下に動かせる場合

「のどを上下に大きく5回動かす」を1セットとし、1セットを朝・昼・夕に行います（＝1日3セット）。

ステップ3 ――のどを上げたまま止めるトレーニング

のどを上げたままキープすると、「ごっくん筋」に負荷をかけることができます。何か飲まないとのどが上がらない場合は、少量の水を飲んでのどを上げます。少しずつ水を減らして、のどを上げたまま止められるようにします。

ステップ3

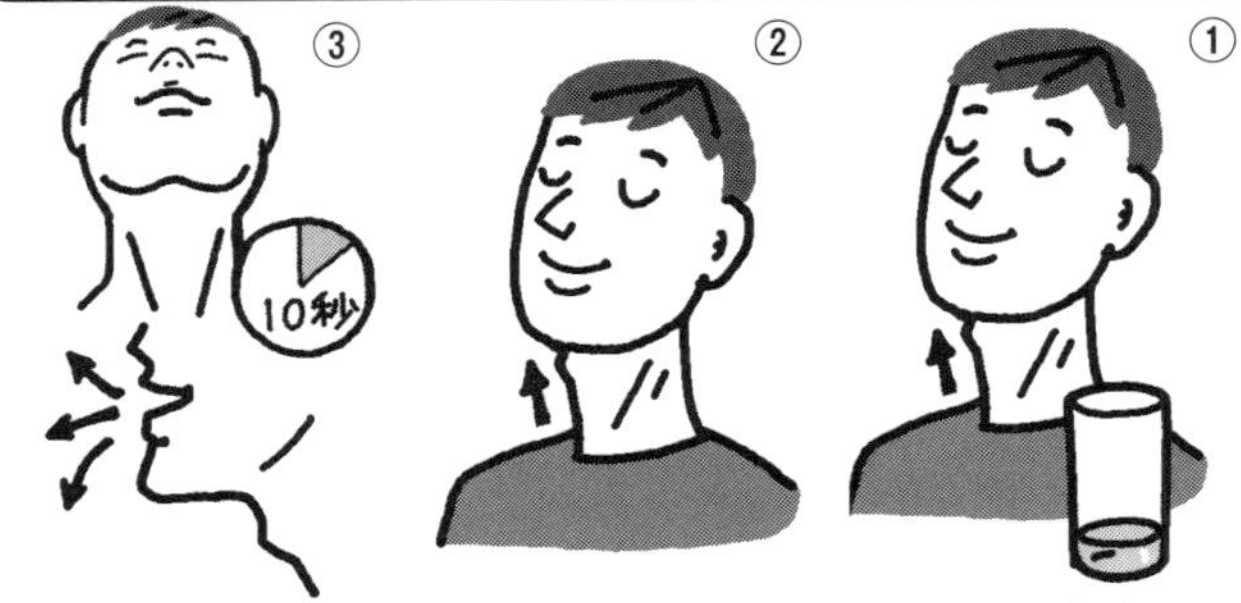

①少量の水をごっくんしてのどを上げ続ける

②水なしでのどを上げたまま止める

③のどを上げたまま10秒止める

■トレーニング内容

①少量の水をごっくんしてのどを上げ、そのままごっくん筋に力を入れ続ける。

②慣れてきたら水なしでのどを上げたままで止める。息は止まったままになる。

③のどを上げたまま10秒間止め続け、最後に勢いよく息を吐き出す。

■正しくできているかどうかの確認ポイント

❶のどを上げている間は呼吸できない。

❷あごの下にある筋肉が固くなる
（両親指をあごの下に当てて確認）。

❸首のすじがピンと張る。

❹のどぼとけが上に動く。のどぼとけの真ん中は

●正しくできているかどうかの確認ポイント

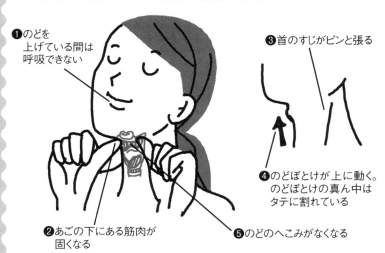

タテに割れている。

❺のどのへこみ（のどぼとけの真上と真下にある）が上に動く。

■トレーニング量の目安

「のどを上げたまま止められる」が10秒未満の場合

最初は「のどを上げたままできるだけ長い秒数を止める」を3回、朝・昼・夕に行います（＝1日9回）。

10秒止められるようになったら「のどを上げたまま10秒止める」

を3回、朝・昼・夕に行います（＝1日9回）。

「のどを上げたまま10秒止める」ことができる場合

1日3回「のどを上げたまま10秒止める」を行います。

食事での飲み込みにくさを感じているなら、「のどを上げたまま10秒止める」を3回、朝・昼・夕に行います（＝1日9回）。

「のど上げ体操」は動画で見るとよく理解できます。嚥下トレーニング協会のホームページに公開されている動画を参考にしてください。
http://www.enge.or.jp/video.html

第４章

「のど上げ体操」と一緒にやってほしいこと

——誤嚥性肺炎を防ぐ❾のコツ

第4章では、「のど上げ体操」と一緒にやってほしい、誤嚥《ごえん》しないための生活のコツをお教えしましょう。

生活のコツ1

100%むせない飲み込み方をマスターしよう

「のど上げ体操」をする最大の利点は、100%誤嚥しないで飲み込むことができるようになることです。「のど上げ体操」は飲み込む動作をそのまま再現しているので、のど上げができれば、それがそのまま「むせない飲み込み方」になるのです。

正しい飲み込み方(むせない飲み込み方)を体得できれば、誤嚥性肺炎のリスクを減らすことができます。

正しい飲み込み方ができれば、窒息事故も減らすことができます。窒息は年間9000人の命を奪う事故で、交通事故の死亡者の2倍近くもあります。

窒息を防ぐための一般的なアドバイスは、食べものを小さくしたり、よくかむといったものです。もちろんそれらは重要ですが、正しい飲み込み方ができれば窒息のリスクをさらに減らすことができるのです。

飲み込む直前に何を意識するか

①舌の上で食べものをしっかりキープする。
②舌のつけ根をできるだけ高い位置にする。
③背筋は伸ばし、肩の力を抜く。

食べものを確実にのどの中に送り込むためには、食べものを舌の上に置いて、舌で食べものをコントロールすることが大切です。舌でコントロールできなくなると、食べものがのどの中に流れ込むタイミングがずれ、誤嚥しやすくなります。

口の中の空間をできるだけなくすように、舌のつけ根はできるだけ高い位置にします。そのほうが食べものに圧力をかけやすくなり、飲み込みやすくなります。飲み込む直前は舌に意識を向け、舌以外は力を抜くようにしましょう。

100%むせない飲み込み方

①のどを意識的にしっかり上げる。
②歯をかみしめる。（170ページ参照）
③舌を口の中の上壁（口蓋《こうがい》）に力強く押しつける。（95ページ参照）
④飲み込むタイミングに合わせて、あごを少し引く。

飲み込むときにこの方法を行えば、むせることはありません。
①②③については他で説明しているので、ここでは④の「あごを引く」ことについて説明します。
飲み込むときにあごを引くことには、二つの効果があります。

一つは、ごっくん筋を収縮させやすくすること。

あごを引くと「ごっくん筋」が収縮しやすくなり、のど（喉頭《こうとう》）が上がりやすくなります。コーラのＣＭなどで、上を向いてごくごくと気持ちよさそうに飲み込むシー

●「100%むせない飲み込み方」を覚えよう

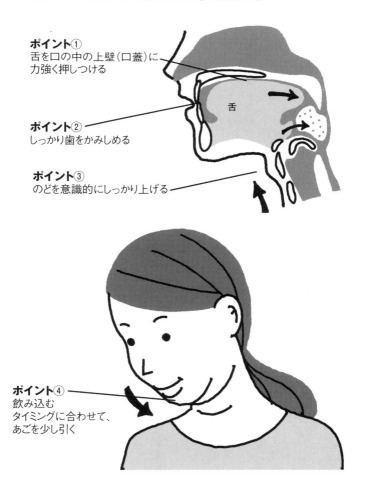

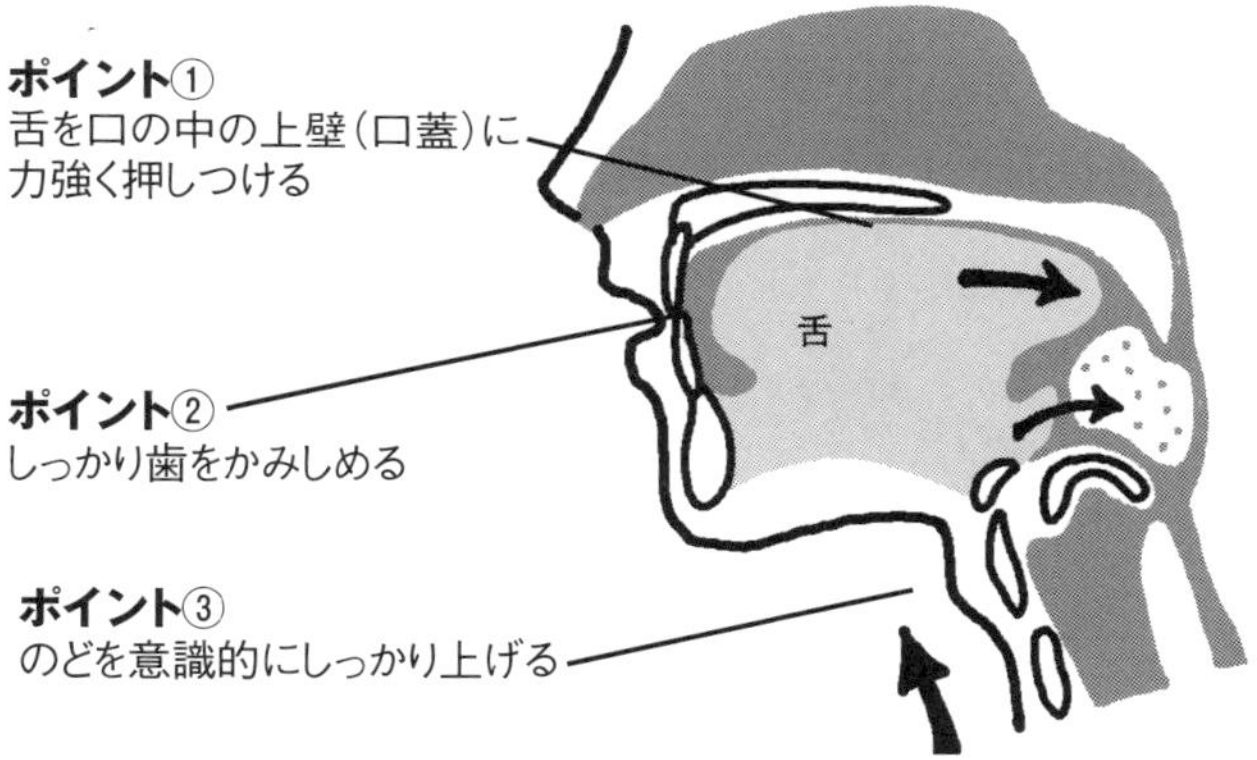

ンがあります。しかし、あごを上げて飲むと「ごっくん筋」が収縮しにくくなり誤嚥しやすいので、してはいけません。

もう一つは、飲み込むタイミングを覚えるのに役立つことです。

飲み込むときに誤嚥しないようにするためには、「タイミング」を覚えておくことが大切です。食べものはわずか0・5秒で口の中から食道に送り込まれます。こんな短い時間しかのどは上がっていないので、**タイミングがずれてのどが上がっていない状態で食べものがのどに流れ込むと、気管に入ってむせてしまうのです。**

食べものを急いで口にかき込んで飲み込もうとすれば、むせたり咳き込んだりしやすくなりますね。口からのどの中に食べものが急に流れ込むので、のどが上がるタイミングがずれやすくなるのです。

では、ゆっくり飲み込めばタイミングはずれないのかといえば、そうともいえません。ゆっくり飲み込んでも、口からのどの中に食べものが入ってくるタイミングでしっかりとのどが上がらなければ誤嚥してしまいます。

食べものが口からのどの空間に入るタイミングに合わせてのどが上がるかが、飲み込みにとても重要なのです。

普段は飲み込む瞬間にあごを引いていません。しかし意識的にあごを引くことによって、頭の中に正しく飲み込む動作を刻み込むことができるのです。

普段の食事の中で一度でも意識して正しく飲み込めば、それが誤嚥をしない意識づけになります。これは手間も時間もかからず、飲み込み力を維持する第一歩になるのです。

生活のコツ2
美味しい料理を楽しく食べることは、豊かな人生の第一歩

第2章では、美味しいものや好きなものを食べるとき、人は誤嚥をしないと言いま

した。

ここではさらに一歩踏み込んで、〝美味しい食事を楽しくすることは「飲み込み力」を鍛える〟ということをお伝えしましょう。

美味しい料理というのは、素材の味がしっかりと生き、食感も豊かなものです。もちろん料理によっていろいろですが、どちらかというとかむほどに深い味わいが出てきて、のどごしも心地よいものといえます。

この美味しい料理を食べることが、「飲み込み力」を維持するためには効果があります。美味しい料理は均一にまとまっていないことが多いので、どちらかといえば飲み込みにくい食べもの。しかし飲み込みにくいほうが、しっかりとのどを上げて飲み込まないといけないので、のどを動かす筋力を鍛えられるのです。

また、美味しい食事は「のどごし」、つまりのどを通る感覚を刺激します。普段はうまく飲み込めないで困っている人が、好物だけはしっかり飲み込めるなどということはよくあります。不思議なことですが、好きなものはのどの感覚を刺激するので、しっかり飲み込みやすくなるのではと推測しています。味や温度などを感じることができればのどの感覚は鍛えることができますから、美味しいと感じるものを食べることは「飲み込み力」を鍛えることになるのです。

飲み込み力が弱くなった人が食べる「とろみ食」と比べてみましょう。

とろみ食は、飲み込みやすいようにとろみをつけます。とろみ食は口からのどの中にゆっくりと流れていくので、確かに誤嚥しにくい食事です。

しかし、**これはいわば〝食のバリアフリー化〟です。**

一般的にバリアフリーというと、建物の中の障害物をなくすことを指します。家の中の段差をなくしたり、手すりを取りつけたりすることがバリアフリーの定番です。確かにこうすれば高齢者が転倒するリスクが減り、スムーズに生活できるようになります。皆が安心できますよね。

でも「安心＝楽ちん」です。「楽ちん＝体への負荷が少ない」です。

体への負荷が少なくなればなるほど、体はどんどん弱っていきます。家の中に段差がなく、いたるところに手すりがあれば、人は誰でもそれに頼ってしまいます。頼ってしまえば、どんどん筋力は弱くなっていきます。

飲み込みもこれと同じです。

食べものにとろみをつければ、無理せずに飲み込みやすくなります。しかし、それは「飲み込み力」をどんどん弱体化させることとイコールなのです。

美味しい料理を楽しく食べることは、それ自体が飲み込みのトレーニングになります。バリアフリーではなく、バリアがあるほうが「飲み込み力」を鍛えられるのです。

人は話しながら食べるとむせやすくなります。ですから、これもバリアのひとつといえます。

しかし、話しながら食べるほうが、ひとりで黙ったまま食べるよりもずっと豊かな人生を送ることができます。もちろん、飲み込み力が極端に弱くなった場合は、飲み込みやすいものを食べなければ、誤嚥して肺炎になってしまいます。とはいえ、誤嚥を過度に恐れて、食事を楽しむという豊かな生活の基盤を捨てるのはおすすめしません。家族や友人と話しながら食事をしても、飲み込む瞬間だけのどを意識的に上げればむせることはありません。

誤嚥しないように、しっかりと飲み込めるようにすること。これが、飲み込みやすいものを食べること以上に大切なことなのです。

生活のコツ3
高齢になればなるほどバランスよく、しっかり栄養をとろう

「飲み込み力」を鍛えるためには「のど上げ体操」が最適ですが、その効果をさらに高めるためには、体全体の健康を維持することが大切です。

トレーニング、マッサージ、健康食品と、いまはさまざまな健康法がありますが、何よりも大切なことは栄養バランスに富んだ食事をしっかりとって、老化と低栄養を

防ぐことです。

食べすぎによるメタボリック症候群を心配するのは中年までのこと。年齢が高くなればなるほど、栄養不足の心配をしなければなりません。実は、**在宅療養高齢者の約36パーセントが低栄養状態であるといわれている**のです。

栄養不足になると筋肉や骨、血管がもろくなったり、認知症を引き起こしたりと、栄養不足が招く健康への悪影響ははかりしれません。老化はますます進み、死亡リスクも高まります。

「飲み込み力」を鍛えても、栄養不足から不健康になっていたら意味はありません。毎日3回の食事を規則正しく、バランスよく食べるよう、いまから習慣づけるようにしましょう。「飲み込み力」アップは、あくまで健康な体があってこそ成り立つものなのですから。

高齢になれば粗食でいい、魚や野菜中心であっさりしたものがいい、などと考えていませんか。それでは必ず栄養不足を招きます。

80歳で三度目のエベレスト登頂を果たした、登山家でプロスキーヤーの三浦雄一郎さんは、いまでも週に1、2回300グラムのステーキを食べ、納豆やヨーグルトなどの発酵食品は毎朝食べているそうです。

高齢になってもたんぱく質、脂質、炭水化物といった、生きていくうえで必要な栄養素をしっかり、バランスよくとることが大切です。そのためには、一つの食材にかたよって食べるのではなく、いろいろな食材を組み合わせる工夫が必要です。

バランスのいい食事は、和食の基本でもある一汁三菜の定食スタイルに凝縮されます。

例えば、主食（ごはん）、汁物（みそ汁）に加え、主菜（肉料理や焼き魚など）、副菜①（青菜のおひたしなど）、副菜②（根菜の煮物など）といった組み合わせが理想的な献立となります。高齢者は筋肉が衰えますから、主菜に肉類など、たんぱく質を積極的にとり入れることもおすすめします。

一食でいろいろな食材を食べることが難しいときは、1日、あるいは数日単位でたくさんの食材を食べられるよう、献立を工夫してください。

また、焼く、炒める、揚げる、蒸す、茹《ゆ》でるなど、調理法を工夫することは料理のバリエーションを広げます。味付けも甘味、酸味、辛味、苦味など、いろいろな味を組み合わせることでいろいろな味の変化を楽しめることになり、それによって栄養のバランスもよくなっていきます。

現代人は外食が多いですが、常に〝単品料理で終わらせない〟ことを意識するといいでしょう。丼ものを食べるときはおひたし、パスタやコンビニ弁当を食べるときはサラダなど、必ずなんらかの副菜をプラスすることを忘れないようにしましょう。

生活のコツ4

よい姿勢をキープすることが「飲み込み力」アップにつながる

よい姿勢は飲み込みにとっても重要です。

例えば首を少し後ろに倒して（あごを上げて）飲み込むと、首に力が入ってかなり苦しく感じます。コーラのＣＭでよく見るあの爽やかな飲み方は、飲み込みという面から見るとかなり誤嚥しやすい飲み方だといいましたね。

よい姿勢でものを食べると、首の位置が安定して飲み込みやすくなります。胸も広がるので、呼吸もしやすくなります。

パソコンやスマートフォンの普及で、ねこ背の人が急増しています。

小さな画面を長時間じっと見つめているうちに、知らず知らずのうちに頭が前に出てきてねこ背になってしまうのです。

ねこ背は腰痛や肩こりを招くだけでなく、飲み込みにも影響を及ぼします。

ねこ背になると頭が前に倒れます。すると、正面を見るためにはあごを前に突き出さざるを得なくなります。このとき、背中は前に曲がっているわけですから、飲み込もうとしたときにあごを引くことができません。

また、背中が曲がっていると胸を開くことが難しくなるので、呼吸が浅くなりがちです。浅い呼吸しかできなければ、気管に異物が流れ込んだときにうまく外に押し出すことができなくなります。

ねこ背のままものを食べたり、あるいは寝転んで食べたりすると、誤嚥のリスクが高まります。**食べるときは、まず正しい姿勢を維持できているかどうかを確認しましょう。**

年をとるとどうしても背中を丸めて前かがみになってしまいがちですから、若いうちからよい姿勢を意識して生活してほしいと思います。スマホにのめり込みすぎる生活は、将来さまざまな不都合をもたらすと思ったほうがいいでしょう。

正しい姿勢を意識することが、姿勢をよくする第一歩です。

具体的には**「頭の頂点から硬い芯が垂直に体を貫いていると意識する」ということがもっとも大切なポイントです。**

立っているとき、歩いているとき、座っているとき、いつでも正しい姿勢を意識す

●正しい姿勢を意識する

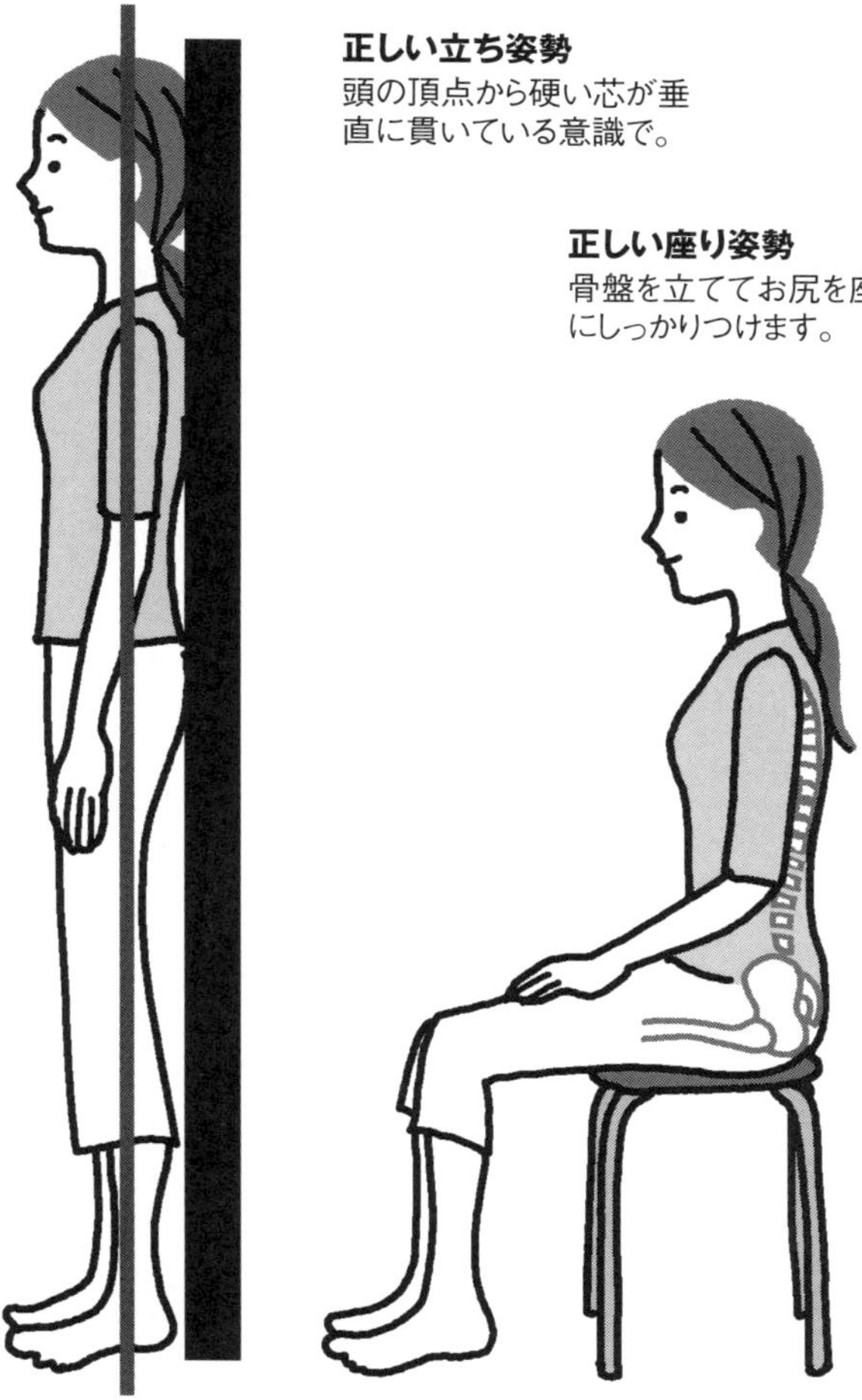

正しい立ち姿勢
頭の頂点から硬い芯が垂直に貫いている意識で。

正しい座り姿勢
骨盤を立ててお尻を座面にしっかりつけます。

ることが、誤嚥性肺炎を防ぐ体をつくります。

よい姿勢を保つためには、それを意識するだけではなく、体全体の筋肉量を維持することが必要です。

ねこ背など悪い姿勢をつくるのは、腹筋や背筋の衰えがいちばんの大きな原因です。正しい姿勢を維持するためには、体じゅうの筋肉がバランスよく保たれることも重要です。腹筋運動だけをやっていればよいというわけではなく、しっかり歩いて下半身の筋肉を衰えさせないことも必要なのです。

筋肉は、常に合成と分解を繰り返しています。分解される（減る）筋肉量は高齢者も若い人も同じですが、合成される（増える）筋肉量は年齢とともに低下していきます。ですから、加齢とともに筋肉量は低下していくのです。

ただし、**筋肉は年齢を重ねても適切な運動を行うことで増やすことができます。**体全体の筋肉量を減らさないためには、いくつになっても適度な運動をして筋肉を増やす努力をすべきです。〝適度な〟といいましたが、これは楽にできる運動ではありません。

少ししんどい程度の負荷がかかる運動です。

「のど上げ体操」も同じです。少し負荷がかかる運動をしなければ、筋肉にはなんら影響しません。毎日「のど上げ体操」とともに、ちょっと息が上がるくらいのウオーキングやスクワットなどをすることをおすすめします。

生活のコツ5
正しい口腔ケアをしっかりやろう

歯磨きなどで口の中をきれいにすることを口腔《こうくう》ケアといいます。

口腔ケアをしっかりやると、誤嚥性肺炎のリスクを減らすことができます。

理由は三つあります。

一つは、虫歯のない健康な歯なら食べものをきちんとかみ砕くことができ、飲み込みやすい形や大きさに整えることができるからです。これで誤嚥のリスクが低くなります。

二つめは、歯磨きは歯垢《しこう》を減らすことができるからです。歯に歯垢が多いと、寝ているときに誤嚥した場合、歯垢を含んだ唾液《だえき》が気管に流れ込んで肺炎にかかりやすくなります。

ただし、一般生活を普通に送れる人が、ひと晩歯を磨かないと肺炎になるというものではありません。いわゆる「寝たきり」の人が起こしやすい問題と考えてください。

三つめは、虫歯や歯周病がなければ飲み込むときに上下の歯をしっかりかみ合わせることができるからです。上下の歯がきちんとかみ合えば下あごが固定され、のどを上げやすくなります。

試しに口を開けたまま水を飲んでみるといいでしょう。うまく飲み込めませんよね。人は口を開けた状態ではものをうまく飲み込むことができないのです。

つまり、歯を磨かないから誤嚥するのではなく、虫歯が多くなってかみ合わせがうまくいかなくなることが大きな問題なのです。きちんと飲み込めなくてのどの中にものが残るようになり、それが誤嚥の原因となるわけです。

上下の歯をしっかりとかみ合わせ、口をきちんと閉じればうまく飲み込めます。かみ合わせも、飲み込みと大きな関係があるのです。

歯磨きをして虫歯をつくらないことも大切ですが、それ以上に歯ぐきの健康を守ることが大切です。歯肉炎になると歯ぐきが後退して歯を維持することが難しくなります。すると上下の歯のかみ合わせがうまくいかなくなり、下あごを固定できません。大切な歯を失わないために、歯と歯ぐきの間を清潔に保ち、歯周病を防ぐことが重要です。

そのための歯磨きの方法をアドバイスしておきましょう。

①1日1回は、時間をかけてていねいに磨く

歯磨きは、基本的に毎食後に行います。もちろんそれ以外に1日に何回磨いてもかまいませんが、そのうちの1回は特に時間をかけ、ていねいに磨いてください。睡眠前に入念に磨くのがベストでしょう。

毎回の歯磨きで、口の中の汚れを100パーセント除去できるわけではありません。

磨き残しがあってもしかたありませんが、1日1回、それまでの磨き残しをきれいに除去する気持ちでていねいに歯磨きしましょう。

歯磨き粉は口の中を爽やかにする成分が入っているので、しっかり磨けていなくても磨いた気分になりがちです。ときどきは何もつけずにブラッシングだけすることもおすすめです。

②歯ぐきをマッサージするように磨く

歯磨きのときは、上下左右、順番を決めて磨き残しがないようにします。歯の位置によって歯ブラシの向きを変え、1本ずつ小刻みに磨くのがきれいに磨くコツです。また、歯と歯ぐきの間に歯ブラシを45度くらいの角度で当ててブラッシングします。汚れを落とすと同時に歯ぐきのマッサージにもなり、歯周病を防ぐことができます。

③毎食後10~20分たってから磨く

食事の直後は唾液が多く分泌されており、これが歯を修復する働きをします。食事の直後に歯磨きするとこの唾液を洗い流してしまうことになるので、食事をしてから10～20分程度あけてから歯を磨くのがおすすめです。

④歯磨き後の「すすぎ」は1～2回

歯磨き粉の中には、歯の再石灰化を促進するフッ素が入っています。歯磨き後に口をすすぎすぎるとこのフッ素をすっかり洗い流してしまうので、1～2回程度にしておきましょう。

⑤電動歯ブラシ、歯間ブラシ、フロスを使う

●正しい歯の磨き方

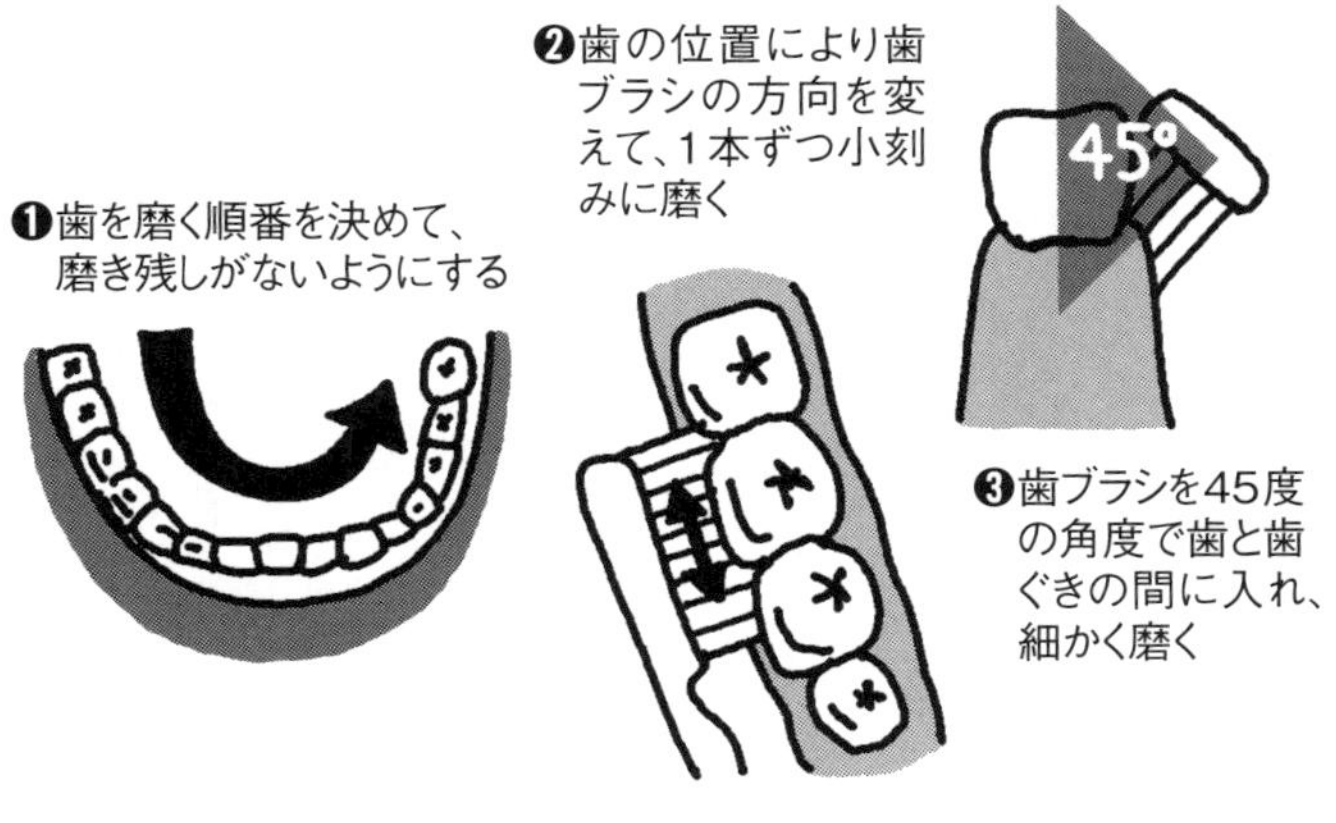
❶歯を磨く順番を決めて、磨き残しがないようにする
❷歯の位置により歯ブラシの方向を変えて、1本ずつ小刻みに磨く
45°
❸歯ブラシを45度の角度で歯と歯ぐきの間に入れ、細かく磨く

電動歯ブラシは細かく振動するので、歯のすみずみまで早く、きれいに磨くことができます。加えて、歯の間に残った食べものや歯垢をきれいに取り除くことができる歯間ブラシ、フロスなどを併用することによって、口の中をより清潔に保つことができます。

口腔をきれいに保ち、歯や歯ぐきを健康な状態にしておいたからといって、のどがしっかり上がらなければ誤嚥して肺炎になってしまいます。まずは「のど上げ体操」をしっかり行い、そのうえで口腔ケアに力を注ぎましょう。

生活のコツ6
唾液の分泌を増やして口中を清潔に保つこと

口腔内を清潔に保ち、食べたものの消化を助ける役割を果たしているのが唾液です。

唾液の量が減ると、口の中を十分に湿らすことができなくなり、粘膜をきれいに保つことができなくなります。同時に、飲み込みにもさまざまな悪い影響があります。

理由は以下の三つです。

①食べものの味が分かりにくくなる

人は舌の表面にある味蕾《みらい》という小さな器官で味を感じています。舌の上には約1万個の味蕾があるといわれますが、唾液が少なくなるとこの味蕾にキズがつき、味が分かりにくくなります。

これでは食事自体が楽しくなくなるし、舌の感覚が鈍くなるということですから、当然飲み込みにも悪影響を及ぼします。

②歯が悪くなる

唾液が少なくなると、カルシウムや無機リンなどを歯に補充しにくくなるため、歯の再石灰化が行われにくくなります。当然、虫歯になりやすくなります。

また、唾液に含まれる重炭酸塩は、酸性に傾いた口の中を中性に戻してくれる役割があります。唾液が減ると、食事をしたあとに口の中が酸性のままになってしまうわけです。これも虫歯になる原因になります。

③食べものを飲み込みにくくなる

唾液が少なくなると、かみ砕いた食べものを飲み込みやすくまとめることが難しくなります。小さく砕かれたものがばらばらとのどの中に送り込まれれば、誤嚥の原因になります。

では、どうすれば唾液の分泌量を増やすことができるでしょうか。唾液の分泌量を増やすには、次の三つの方法が考えられます。

①酸っぱいものや美味しいものをイメージする

唾液は自律神経によって分泌されるため、自分の意思で分泌量をコントロールすることはできません。しかし、酸っぱいものや美味しいものを想像すると唾液の分泌量を増やすことができます。

②唾液腺マッサージをする

唾液腺をマッサージすると、唾液の分泌を促進することができます。

このマッサージでは、耳下腺《じかせん》と顎下腺《がっかせん》を刺激します。耳下腺は最大の唾液腺で、耳の下前方からあごにかけてにあり、三角形の形をしています。顎下腺も大きな唾液腺のひとつで、あごの下あたりにあります。

この部分に指先をあて、5回ずつもんでみましょう。同時に酸っぱいものなどをイ

●唾液腺マッサージ

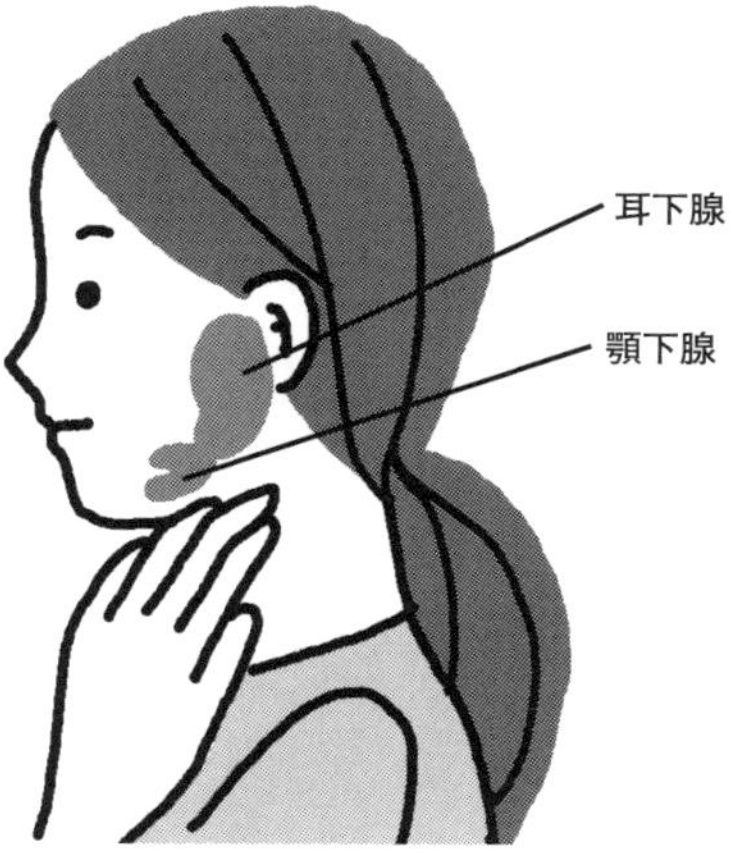

唾液腺（耳下腺・顎下腺）に人さし指から薬指までの3本をあて、指先で軽く5回ずつもみます。

メージすると、より効果的です。

③唾液を分泌させる薬を飲む

唾液の分泌を促進させる薬もあります。しかし、これらの薬は病的な口腔乾燥の場合に用いられる薬で、一般的に使用されるわけではありません。医師と相談のうえ、服用してください。

唾液の分泌は自分でコントロールできるものではありませんが、飲み込みにとっては重要な役割を果たします。量が増えた、減ったなどの変化は敏感に感じとるよう、日頃から注意を向けておきましょう。

生活のコツ7
意識して積極的に声を出す生活をしよう

第2章でも説明しましたが、のど（喉頭）には発声を担う「声帯」があります。声帯は左右一対のひだになっており、その間（声門）を吐いた息が通り、ひだを振動させることで声が出ます。

声を出すことはのどを使うことなので、普段からよく声を出すことは「飲み込み力」を鍛える一助となります。

歌手や俳優など、日常的にボイストレーニングをしている人は「飲み込み力」が落ちにくいといわれています。積極的に声を出すことで、のどの機能も同時に鍛えられているといえます。

では、私たちもカラオケで歌を歌うと「飲み込み力」は鍛えられるでしょうか。あるいはおしゃべりをしたり、大笑いをすると「飲み込み力」は鍛えられるでしょうか。

いま述べたように、声を出すとのども動くので、のどを積極的に動かすという意味ではカラオケも効果があります。

おしゃべりや大笑いも、声を出してのどの筋力維持には効果的といえます。同時にストレス解消になって免疫力も上がるので、健康にもいいでしょう。無口な人ほどのどが下がって「飲み込み力」低下のリスクは高まりますから、やはり大きな声を出しておしゃべりをしたほうがいいのです。

しかし、ここで理解するべきことがあります。

それは、**のどのトレーニングという意味からすれば、意識的にのどを動かす「のど上げ体操」のほうがはるかにまさっているということです。**なぜなら「無意識のうちにのどが上がる」と「意識してのどを上げる」とでは効果に大きな違いがあるからです。

まず、意識的にのどを動かせるようになると、誤嚥をしない飲み込み方ができるようになります（154ページ参照）。

カラオケで歌を歌ったり、おしゃべりをしたりするときに、のどが上がるのは無意識です。歌う動作と飲み込む動作は異なるので、実際飲み込むときにどうすればいいかは分かりません。

また、意識的にのどを動かせれば、能力の限界までのどを上げることができます。

しかし、のどの位置を上げて高い声を出したとしても、飲み込む高さまでのどを上げることはできません。

つまり、誤嚥性肺炎になりたくないのであれば、カラオケよりも意識的にのどを動かすほうがずっと効果的なのです。

また、「のど上げ体操」は、のどを上げて止める時間を変えることで負荷を変えることもできます。どれだけの幅を動かせるか、どれくらいの時間止めていられるかも計ることができるわけですから「飲み込み力」の尺度にもなるし、トレーニングとしての目標も立てやすいというわけです。例えば「今日は3回、のどを10秒上げよう」などと目標を数値化できますよね。

カラオケを何曲歌ったら「飲み込み力」が鍛えられるか、おしゃべりを何時間したら「飲み込み力」が鍛えられるか、誰も分かりません。

カラオケで歌ったり、おしゃべりしたりすることは決して「飲み込み力」にマイナスではありません。しかし、それだけで誤嚥性肺炎を防げるというわけではないのです。カラオケやおしゃべりは、あくまで「のど上げ体操」を補完する効果がある〝補助的トレーニングのひとつ〞ととらえてください。

生活のコツ8

「のど上げ体操」前のストレッチとして高齢者用の嚥下体操を活用しよう

誤嚥を防ぐために、「のど上げ体操」以外にもいろいろなトレーニングが行われています。

代表的なものに、高齢者施設などで入居者に教えている「嚥下体操」があります。

具体的には、

①首の体操――首を左右に傾けたり、顔を左右に向けたりする。

②肩の体操――肩を上下に動かす。

③ほおの体操――口を閉じて、ほおを膨らませたりへこませたりする。

④舌の体操――口を大きく開き、舌を出したり引っ込めたりする。

●嚥下体操

①首の体操
首を左右に傾けたり、
顔を左右に向けたりする

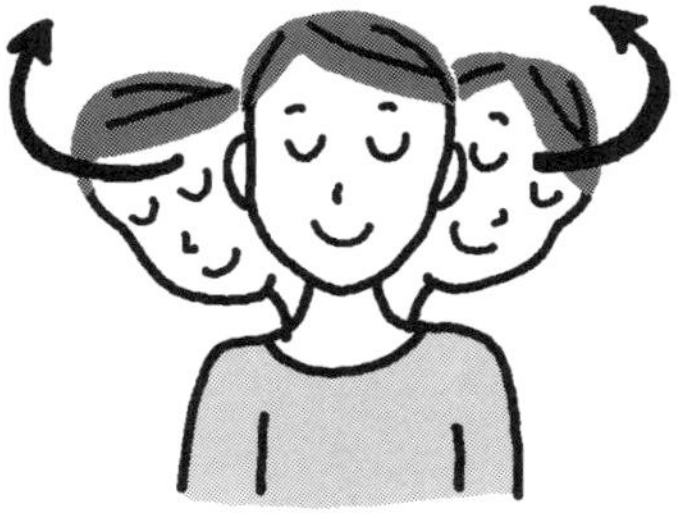

②肩の体操
肩を上下に動かす

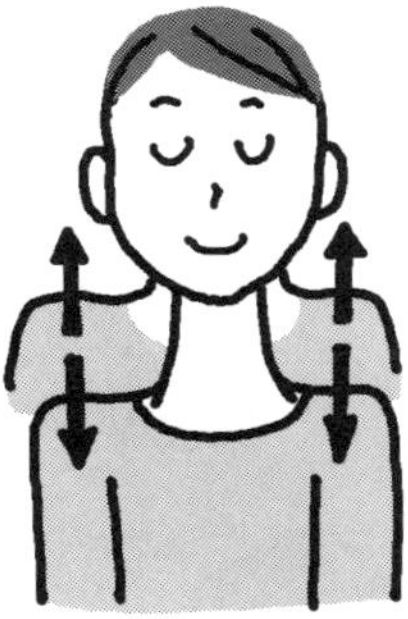

③ほおの体操
口を閉じて、ほおを膨らませたりへこませたりする

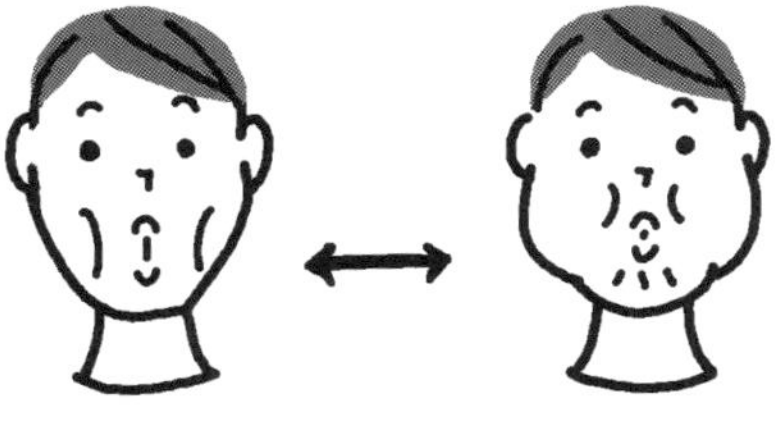

④舌の体操
口を大きく開き、舌を出したり引っ込めたり、前後左右に大きく動かす

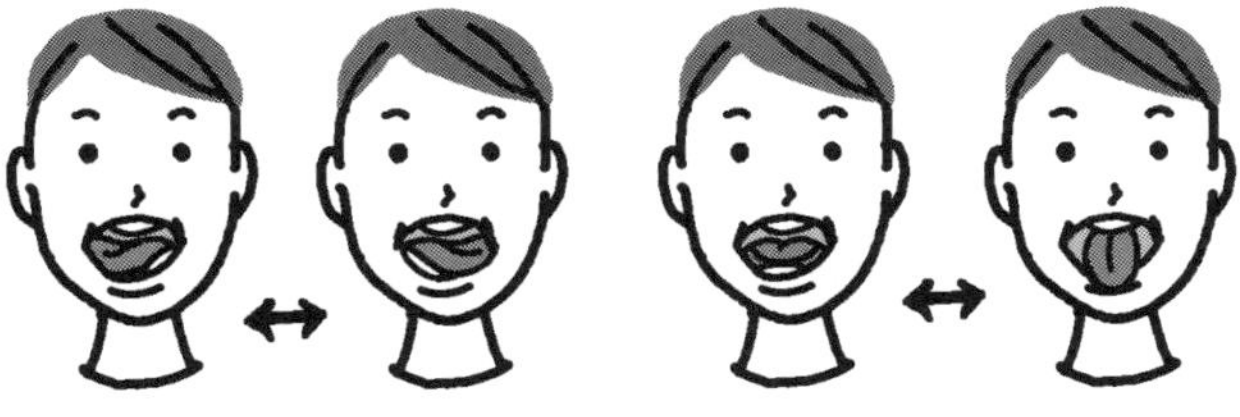

●嚥下体操

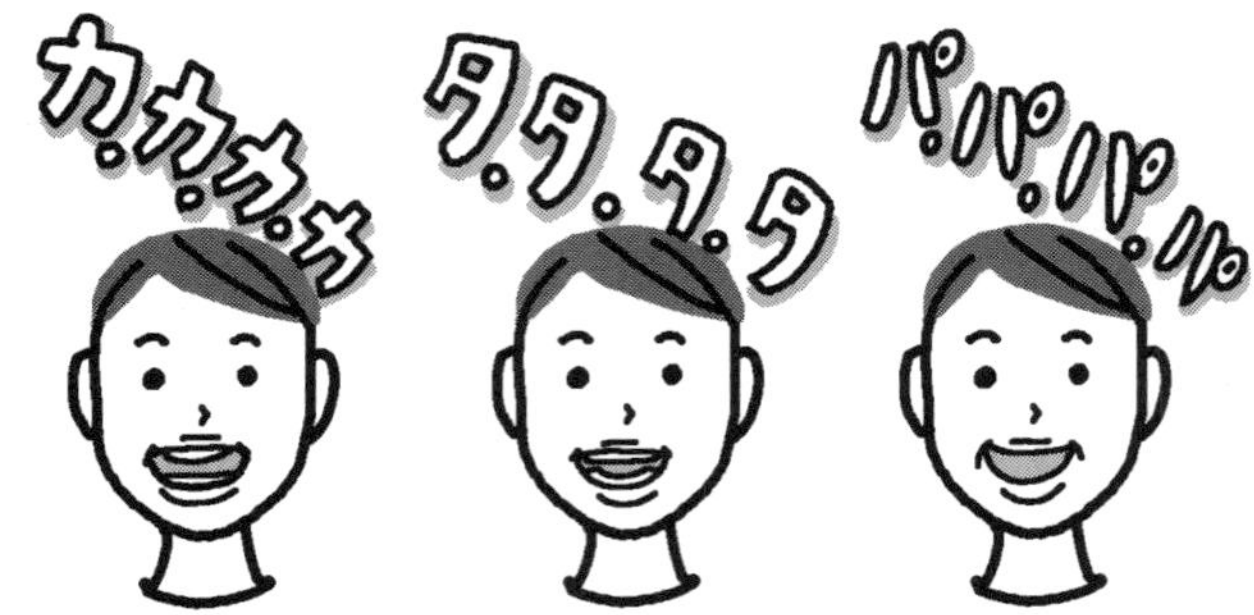

⑤発音のトレーニング
パ・タ・カを4回ずつ繰り返して発音する

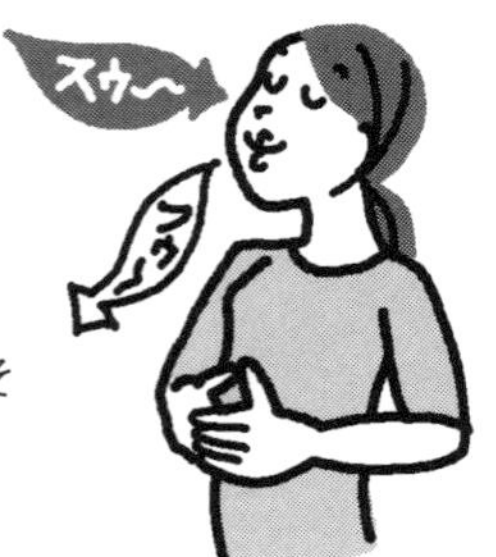

⑥深呼吸
腹式呼吸と胸式呼吸で、それぞれ大きく深呼吸する

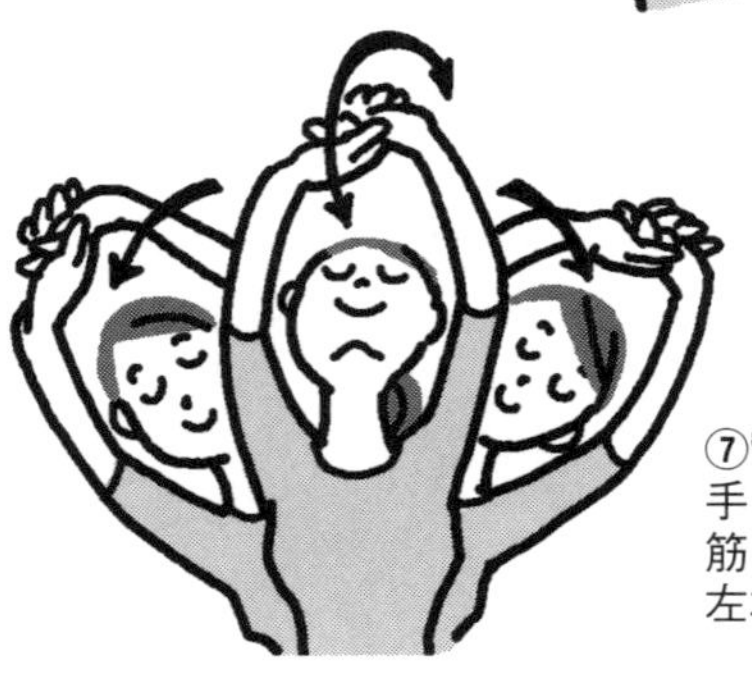

⑦背筋を伸ばす
手を上に伸ばして背筋を伸ばし体を前後左右に倒す

このトレーニングは、「飲み込みやすくする」ために行っている準備体操で、多くの高齢者施設で食事の前に行われています。

嚥下体操は、テニスをする前に行うストレッチ体操に似ています。

テニスをする前に脚や腕の筋肉を伸ばしておけば、走ってもケガをしにくくなるし、ラケットを振りやすくなりますね。それと同じように、「飲み込み力」の衰えた高齢者が「嚥下体操」で肩から口周りの筋肉をほぐせば、より安全に、スムーズに食事ができるようになるのです。

しかし、誤解してはいけないことがあります。

この体操は、飲み込み力をしっかりと高める訓練ではないということです。飲み込むことはのどをしっかり上げるということなので、**首や舌を動かすトレーニングは「ごっくん筋」に直接的に作用しません。**

嚥下体操は、飲み込みに直接作用するわけではないけれども、やればのどをスムーズに動かしやすくなる効果があると理解しましょう。

飲み込むことはのどをタイミングよく上げることなので、それを再現する練習がもっとも有効なトレーニングです。ストレッチだけをしてもテニスはうまくなりません。テニスはラケットを振って、ボールを打ち返す練習をして初めてうまくなる訓練になるのです。

これは呼吸のリハビリにもいえます。

呼吸という動作も、普段は意識していないという点で嚥下に似ています。呼吸のリハビリでは、痰《たん》を出しやすくする呼吸をしたり、胸を広げて呼吸をしたりすることが中心になります。これらの訓練は、実際に呼吸を意識して行うことで、息をしやすくするからリハビリになっているのです。もちろん肩や足を動かすことも、呼吸のリハビリになりますが、それはあくまで間接的な効果を期待して行っているのです。

同様に、老化が進んでどうしてものどを意識的に動かせない場合には、「嚥下体操」が「飲み込み力」を弱くさせないようにする訓練になります。しかし、それは飲み込み力を高める効果的な訓練とまではいえないのです。

生活のコツ9
形や大きさを工夫して薬の誤嚥を防ごう

年齢を重ねてくると、薬やサプリメントを飲む機会が多くなりますが、「飲み込み力」が衰えてくると錠剤が飲み込みにくくなります。

薬のなかでも錠剤は固く、粘膜にくっつきやすいので飲み込みにくいのです。

そこで、錠剤を楽に飲み込む方法を紹介しましょう。

①錠剤を飲み込みやすい形、大きさにする

錠剤は小さいほうが飲み込みやすくなります。同じような効果のある薬なら、小さい錠剤を処方してもらうようにしましょう。

医師は錠剤の大きさまで把握しているわけではないので、薬剤師に同じ効果で小さい粒の錠剤がないかどうか聞いてみるといいでしょう。場合によっては、薬局で錠

剤を割ってもらうこともできます。

錠剤を割る専用カッターもあります。安いものは100円ショップでも売られていますが、錠剤によっては割ってはいけないものもあります。自分で割る場合は薬剤師に確認してからにしましょう。錠剤が小さすぎてものどの中に張りついて飲みにくくなるので、適当な大きさを把握しておくことが大切です。

②飲み込みやすいものと一緒に飲み込む

錠剤は水で服用しなくてもかまいません。錠剤を飲み込むためのゼリーが販売されているので、「飲み込み力」が弱くなっている人は積極的に利用するといいでしょう。また、錠剤をオブラートに包んで水に浸けると、適度なとろみがついて飲み込みやすくなります。

多くの薬を服用している方は、誤嚥に気をつけることも大切ですが、薬を間違えて飲む「誤服用」にも気をつけましょう。

第5章

「のど」と「飲み込み力」に関する何でもQ&A

Q1

飲み込みにくくなったとき、まず注意しないといけないことは何ですか？病院で診てもらうには何科に行くのがいいですか？

A

のどや食道などに、病気がないかどうかを確認することが大切です。のどの調子が悪くなったら、耳鼻咽喉科を受診しましょう。

飲み込みにくさを感じたら、耳鼻咽喉科を受診してください。

耳鼻咽喉科では、主にのどの中や食道に悪性腫瘍や炎症（赤く腫れる）などの病気がないかを検査します。目に見える病気があるかどうかを調べ、そのような病気がないことを最初に確認することが重要なのです。

しかし、耳鼻咽喉科で「飲み込み力」が弱くなったことを指摘されることはほとんどありません。嚥下障害という病気は、まったく飲み込めないような状態にならなければ診療を行わないことが一般的なのです。

専門科で「飲み込み力」について指摘されないのなら、自己防衛するしかありません。のどや食道に器質的な病気がないにもかかわらず飲み込みにくくなっているのなら、単純に「飲み込み力」の低下が疑われます。本書で紹介した「のど上げ体操」を、早い時期から始めることをおすすめします。

Q2 嚥下障害の診療体制は、どうなっているのでしょうか?

A

高齢化が進んで嚥下障害の患者が増加しているため、すべての人に十分なケアを供給することが難しくなっています。

嚥下障害に対応する場所としては、以下の3カ所があります。

①**在宅医療**……いわゆる在宅リハビリ。家族に多くの負担がかかる。

②**療養型病床**……慢性的な人手不足なので、入所者にゆっくりと食べさせる時間的余裕がない。実際は経鼻《けいび》チューブや胃ろうに頼りがちになる。

③**病院**……対象は重症者だけ。医師は基本的には検査をするだけで、なおかつ長期の治療は行わない。リハビリは言語聴覚士が行う。

そもそも重症の嚥下障害が固定化してしまった場合、治すのは難しいうえにリハビリを行う施設や人材が少なく、十分なケアを供給することが難しくなっています。

ということは、「飲み込み力」を衰えさせないことがもっとも大切です。「のど上げ体操」という簡単な努力で将来の嚥下障害が防げるのですから、いますぐ生活に取り入れてください。

Q3 「飲み込み力」の衰えは、どんなことが原因になりますか？

A 老化以外に脳血管障害、神経や筋肉に異常をきたす病気、食べものが通る経路に異常をきたす病気などが原因になります。

本書では、老化による「飲み込み力」について説明しています。しかし、老化以外でも嚥下障害の原因はあります。

①脳血管障害

脳梗塞などの病気になると、神経からの情報伝達が妨げられ、のどを上げる筋肉が動かせなくなることがあります。脳の損傷の程度によりますが、筋肉自体が弱くなっているわけではないので、通常のリハビリで飲み込むことを訓練すると嚥下障害が治ってくることも多くあります。

②神経や筋肉の機能が徐々に侵される病気

パーキンソン病やアルツハイマー病といった神経に異常をきたす病気は、嚥下障害の原因になります。神経疾患の多くは、ゆっくりではあるものの確実に病状が悪化していきます。そのため、神経疾患を原因とする嚥下障害の改善は難しいのです。

③口から胃までの食べものが通る経路に異常が起こる病気

口、のどの中、食道、胃という経路のどこかに問題があると、食べものが通らなくなります。具体的には咽頭《いんとう》がん、喉頭《こうとう》がん、食道がんといった悪性腫瘍です。このような悪性腫瘍は、治療後にも飲み込むためのリハビリが必要です。

また、インフルエンザなどでこの経路に炎症が生じて、のどが痛い場合も飲み込むことが難しくなります。

④体調不良

例えば、誤嚥性《ごえんせい》肺炎で入院すると体調が悪くなり、普段の生活時以上に飲み込めなくなります。口から食事ができなくなれば点滴だけの入院生活となり、栄養不足で急激に体力が衰えてしまうこともまれではありません。最悪の場合、一気に寝たきり生活に陥ってしまいます。

⑤治療薬の影響

抗コリン薬、カルシウム拮抗《きっこう》薬、三環系抗うつ薬など、筋肉を弛緩させる薬を服用するとのどや舌の動きが悪くなり、「飲み込み力」が弱くなります。

Q4

重症の嚥下障害や誤嚥性肺炎は、世界的に増加しているのですか？

A

高齢化によって世界的に増加していますが、日本では社会問題化しています。そこには、日本の特殊事情があります。

重症の嚥下障害が増加し、誤嚥性肺炎で亡くなる人がこれほど激増しているのは、世界的に見ても日本だけです。

これは、日本が超高齢化社会だからです。女性の平均寿命は87・14歳、男性は80・98歳。こんな長寿国はどこにもありません。

日本の医療体制は非常に優れています。病院数は多いし、医療費も安い。誰でも自由に大きな病院にかかることができ、専門医にかかることも簡単です。

ヨーロッパではかかりつけ医の紹介がなければ専門医を受診することは難しいし、アメリカで専門医を受診しようと思ったら高額な診察料がかかります。

日本は、こうした現在の医療制度があってこそ世界一の長寿国になったのです。

ところが、この優れた医療制度が生み出した高齢化が、誤嚥性肺炎の増加を生み出しているという一面もあります。

というのも、日本では誰もがいつでも高度の医療を受けられるため、がんや心疾患、脳血管疾患などの重篤な病気から命が救われるケースが数多くあります。それによって結果的に「飲み込み力」の弱い寝たきりの高齢者が増え、誤嚥性肺炎発症の一因となっているのです。

つまり、他の病気から命を救われた高齢者が最後に患うのが、重症の嚥下障害であり、誤嚥性肺炎なのです。

欧米では、口から食べられなくなることは「死」を意味します。胃ろうや経鼻チューブをつないで栄養を摂取させたり、無理に口から食べさせたりすることはせず、穏やかな死を迎えるケースも多くあります。そのため誤嚥性肺炎になる人も少ないのです。国によって死生観や宗教観が異なるからなのかもしれませんが、誤嚥性肺炎が社会問題化する理由が他国になかなか見られないことは事実です。

Q5 のど（喉頭）がなくなるとどうなるの？

A 食べものと空気の通り道が別々になるので誤嚥することはなくなりますが、声を出すことができなくなります。

ある有名な歌手がのどの悪性腫瘍で手術をされたので、ご存知かもしれません。

のどの中に悪性腫瘍ができたときに、のど（喉頭）をすべて摘出、つまり取り除いてしまうことがあります。そうなるとのどがなくなってしまいます。

のどがなくなると、どうなるのでしょう？


まず、飲み込むことができなくなります。口から食道の間はただのチューブのような空間になってしまうため、固かったり、大きかったりする食べものは詰まってしまいます。そうならないように、食べるものは軟らかくしたり量を少なくしたりして、口にしなくてはなりません。

呼吸はどうするのでしょう？

手術で首の前に「あな」を開けます、そこから呼吸をするようにしますから、口や鼻から呼吸をすることはできなくなります。

食べものは、口→食道。空気（吸気）は、首の前のあな→気管→肺。

このように移動します。

食べものが気管に入ることはありませんから、誤嚥はしません。しかし、のどにある声帯も含めて摘出することになるので、声を出すことができなくなってしまいます。

のどがなくなると、当たり前にできていた「飲み込む」「呼吸をする」「声を出す」ということが、普段どおりにはできなくなるのです。

のどをしっかりとメンテナンスすることは、生きていくうえで非常に重要なことだということが分かりますね。

●悪性腫瘍手術でのど（喉頭）を切除すると

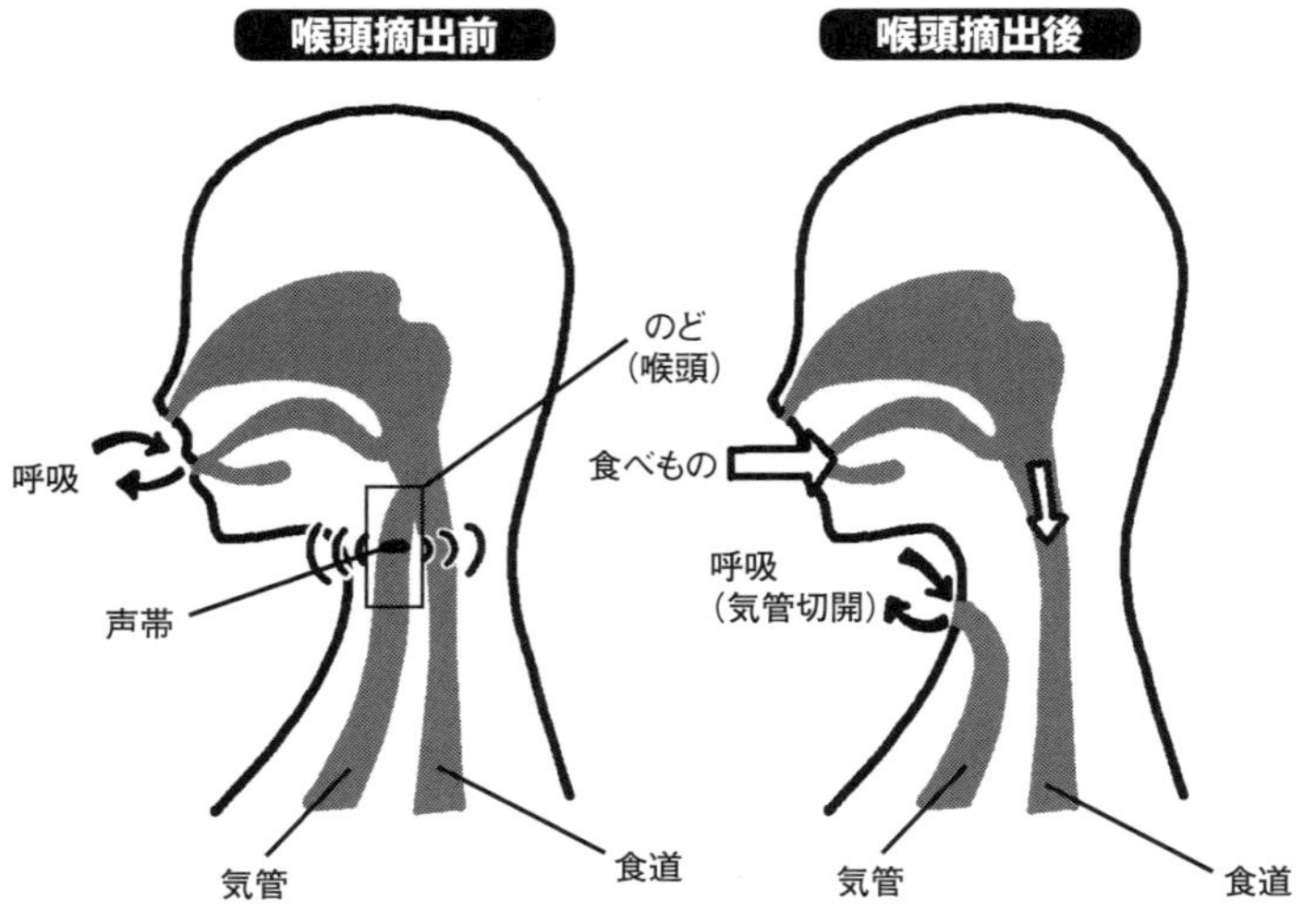

Q6

もちなどの食べものや、薬や入れ歯などを誤嚥・誤飲して窒息してしまったら、どう対処したらよいのですか？

A

患者を前かがみにして背中を叩く方法や、お腹を圧迫するハイムリッヒ法を試してみましょう。水を飲ませることは厳禁です。

窒息したという場合には、とにかく「息を吐かせること」が大事です。気管や声門に異物が入ってしまっているわけですから、肺から空気を出して異物を吐き出させなければなりません。

体勢は前かがみにしてください。体が起きていると重力で異物が気管に留まりやすくなってしまいます。前かがみの状態で背中を叩くのが一つの方法です。

もう一つ具体的な方法として知られているのが「ハイムリッヒ法」です。

ハイムリッヒ法は、患者さんの背後から両腕をお腹に回し、こぶしを重ねてお腹を上のほうに向けて強く圧迫する方法です。お腹を強く押すことで横隔膜を上に動かし、呼気を強制的に出すようにします。

水を飲ませることは異物を気管の中に押し込ませてしまうことがあり、状態を悪化させる可能性があります。むせて苦しくなっている人に、水を飲ませることはやめましょう。

●のどに異物が詰まったときは

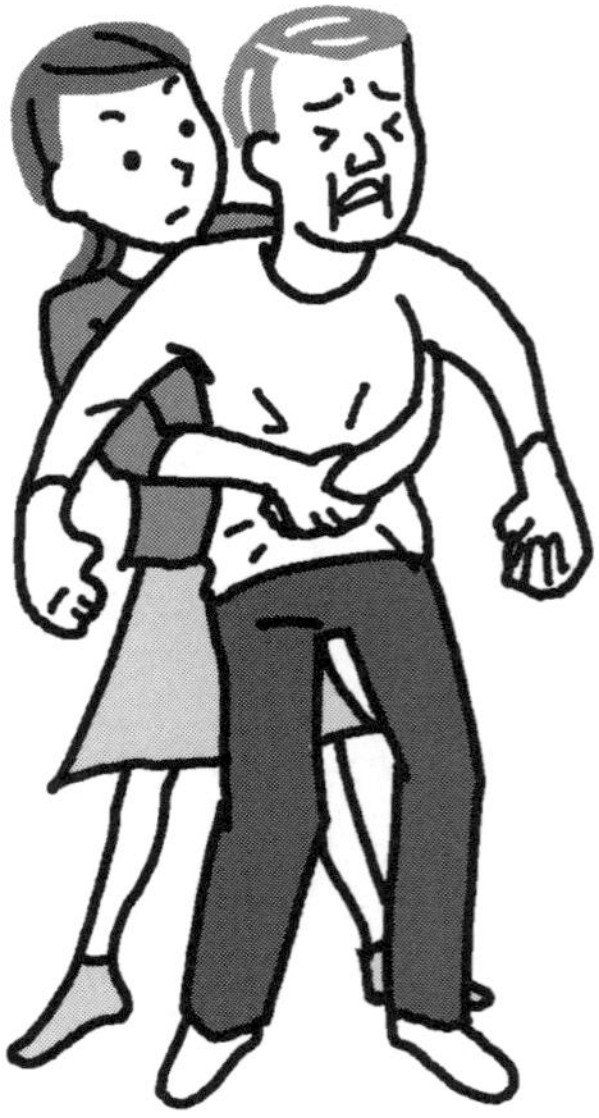

患者の背後から腕を回し、こぶしを重ねて、お腹を上に向けて強く圧迫します。

Q7

「のど上げ体操」で「のどを上げたまま10秒止める」とありますが、止めておく時間が長ければ長いほど効果はありますか？　1分間止められれば、1日1回でもいいですか？

A

止めておく時間を延ばすより、「のど上げ体操」の回数を増やしたほうが効果的です。

10秒間のどを上げて止める動作は、かなりきついものです。10秒のどを上げて止める動作が簡単にできるようであれば、秒数を延ばしてもかまいません。

しかし、のどを上げると呼吸ができなくなるので、1分も上げ続けることはまず不可能です。トレーニングは安全が第一です。無理をするのは好ましくありません。

できればのどを上げて止めるのは10秒までにとどめ、回数を増やすほうがよいでしょう。回数は少し疲れる程度を目安にしてください。やりすぎても筋肉は成長しません。

Q8 「のど上げ体操」について、男性と女性で違いはありますか？

A 女性はのどの動きが小さいので、動きを大きくすることを第一目標にしてください。

女性は、のど（喉頭）が小さいので、のどの動きが分かりにくいことがあります。特に「のど上げ体操」ステップ3の「のどを上げて止める」ができているかどうかが分かりづらいはずです。女性の場合は「のどを上げて止める」にこだわらず、まずは「のどを大きく動かす」ことに集中してください。意識的にのどを大きく動かせるようになれば、のどの動きをコントロールできるようになるので、結果的に「のどを上げて止める」動きもできるようになります。

目をつむって手を上げても、手がどのように上がっているかイメージできますよね。それと同じで、のどを意識的に動かし続けると、のどの位置がどこにあるか自然と分かるようになります。

Q9

メディアで「誤嚥性肺炎」を防ぐ方法がいろいろと紹介されていますが、どれも本当に効果があるのでしょうか？

A

多くは、日常生活であまり不自由なく生活する人は行う必要がないものばかりです。

誤嚥性肺炎の予防法が、メディアでいろいろと紹介されています。
しかし、それらの方法がすべて役立つわけではありません。

いま紹介されている方法は、介護が必要なくらい体力の衰えている人が、誤嚥性肺炎にならないようにしたり、飲み込む力を改善させたりする方法がほとんどです。

高齢化が進む日本では、寝たきりで介護を受けている人が増えています。そのような状態になると、「飲み込み力」はかなり弱くなるので、誤嚥性肺炎にかかりやすくなります。当然、介護する側も誤嚥性肺炎にならないように手段を講じるのですが、その方法は、あくまでかなり体力が弱った人に対してのものです。

つまり、介護を受けるような人が行っていることを、そのまま健常者にすり替えて提案していることが多いのです。

この本を不自由なく読めるくらいの理解力と体力がある皆さんは、誤嚥性肺炎を防ぐための必要な方法をしっかりと選ぶ必要があるのです。

Q10

口の中をきれいにすれば、誤嚥性肺炎を防げるというのは本当ですか？

A

誤嚥性肺炎になる可能性を低くすることはできますが、誤嚥そのものを防ぐことはできません。

口の中をきれいにすれば、誤嚥性肺炎が起きる可能性は低くなります。

通常、唾液や水が肺に入ってもなかなか肺炎にはかかりません。しかし、食べものや目に見えて汚れた唾液が肺に入ると、肺炎にかかりやすくなります。有機物が流れ込むと肺炎になる確率は大きくアップするのです。誤嚥性肺炎へのかかりやすさは、どんなものを誤嚥するかによって変わってくるのです。

忘れてはいけないことは、口の中をきれいにしても誤嚥そのものを防ぐことはできないということです。口の中をきれいにすることと、飲み込む動作はまったく別物です。歯をしっかりと磨いていても、しっかり飲み込めなくて食べものなどがのどの中に残り続ければ、肺炎にかかる確率はかなり高くなります。

ときどき、「誤嚥を防ぐのに、ガムをかむのがいいというのは本当でしょうか?」という質問を受けることがあります。

ものをかむ動作と飲み込む動作は異なるので、ガムをかんでも誤嚥を防げるわけではありません。ただし、ガムをかむことで歯垢を減らす効果はあります。かなり高齢で体力が弱った人は、歯垢を含んだ唾液が気管に流れ込むことで誤嚥性肺炎を起こすことが多いので、それを防ぐ効果はあるといえます。

Q11

のどを外側からマッサージすることで「飲み込み力」をアップさせることができますか？

A

のどをマッサージしても効果はほとんどないでしょう。

のどをマッサージするより、首全体の柔軟性を高めるほうが効果はあるでしょう。首を前後左右に曲げるなどの運動をすることで、のどを動かしやすくなります。また、舌の根元はのど（喉頭）とくっついているので、舌を動かすことで間接的にのどを動かすこともできます。

Q12

不顕性誤嚥は、のどを鍛えても防げないと健康雑誌に書いてありました。本当ですか？

A

いいえ。不顕性誤嚥は、のどの筋力を鍛えることで減らすことができます。

不顕性誤嚥《ふけんせいごえん》とは、気がつかないうちにのどの中に残った唾液が気管の中に入ってしまうこと。これは「のどの感覚の衰えが原因なので、のどの筋力を鍛えても効果がない」と考える人がいます。

しかし、そうではありません。これまで説明したとおり、「飲み込み力」が弱くなる第一段階はのどの筋力が衰えてしまうことでした。

うまく飲み込めないと聞くと、どうしても飲み込む瞬間に食べものが気管の中に入ってしまうというイメージになります。実際は、しっかり飲み込めないと食べものや歯垢を含んだ唾液が、のどの中に残ってしまうのです。のどの中に残った食べものや唾液は、いつ気管の中に流れ込んでもおかしくありません。

のどの中に残ったものが、気管の中に流れ込んでしまうことが不顕性誤嚥の原因です。したがって、のどのポンプ機能を鍛え、のどの中に食べものや唾液が残らないようにすれば、気管の中に異物が流れ込む危険性がかなり減ります。

気がつかないうちに誤嚥する不顕性誤嚥も、のどの筋力を鍛え、のどの中に唾液が残らないようにすることが有効な予防方法になるのです。

「夜間、寝ているうちに誤嚥するのであれば『飲み込み力』を鍛えても意味がないのでは？」という質問にも、同じように答えることができます。

夜間の誤嚥は、のどに残った唾液や食べものの残りかすが気管に流れ込んで起こります。これはそもそも、嚥下反射が起きてものどがしっかりと上がらないために、のどにそれらが残ってしまっていることが原因です。のどのポンプ機能を高めて「飲み込み力」を上げ、のどの中に異物が残らないようにすることが夜間の誤嚥の予防策になるのです。

さらに大切なことは、この本を読めるくらいの人、つまり日常生活を自力で行えるくらい体力がある人で、体に麻痺《まひ》が起こる脳梗塞やパーキンソン病などの既往がない人は、反射が起こらないことが原因の不顕性誤嚥をあまり心配しなくてもよいということです。

もちろん、そのような人でも、嚥下反射や咳反射が起こらないで、気がつかないうちに誤嚥をする可能性がないとはいえません。しかし、相当に体力が衰えない限り、生命維持に必要な嚥下反射・咳反射そのものが機能しないようにはならないものです。介護が必要なくらい体力が衰えでもしない限り、食べものや唾液が気管に入っても咳が出なかったり、むせなかったりというような状態にはなかなかなりません。「しっかりと飲み込む」ことができれば、誤嚥性肺炎はかなりの割合で予防できるのです。

Q13 右向きで寝ると不顕性誤嚥が起こりやすいと聞きましたが本当ですか？

A 自力で生活ができる人は、気にする必要はありません。

一般的な生活を自力で行える人が、向きを気にして寝る必要はありません。というより、人は寝返りをするので、なかなか同じ体位を続けるのは容易ではありません。自力で一般生活をしている人が、食べたものが寝ているうちにそのまま逆流してくることは、泥酔でもしていない限りはほとんどありません。このようなことは寝たきりの人を介護するときに考えるべきことで、この本を読める人はあまり気にする必要はないといえるでしょう。

Q14

タバコを長年吸っていますが、「飲み込み力」の衰えに影響はありますか？　お酒はどうですか？　アルコール度数の高いものが悪いなど、影響はありますか？

A

タバコもお酒も「飲み込み力」にとってはよくありません。

タバコはのどの粘膜をキズつけるので、のどの感覚を弱くします。また、タバコを吸うと呼吸機能も弱くなるので、吐き出す力も弱くなります。タバコは「飲み込み力」にとって百害あって一利なしです。

お酒ものどによくありません。アルコール度数が高いほど、のどの粘膜を傷つけます。また、お酒を飲むと食後すぐに眠くなりやすいので、胃酸が逆流しやすくなり、さらにのどの粘膜にダメージを与えます。

とはいうものの、お酒は人とのコミュニケーションを円滑にし、食事を楽しいものに彩ってくれます。強いお酒は水で割るなどして飲みすぎに注意し、適度に楽しむくらいなら問題はないでしょう。

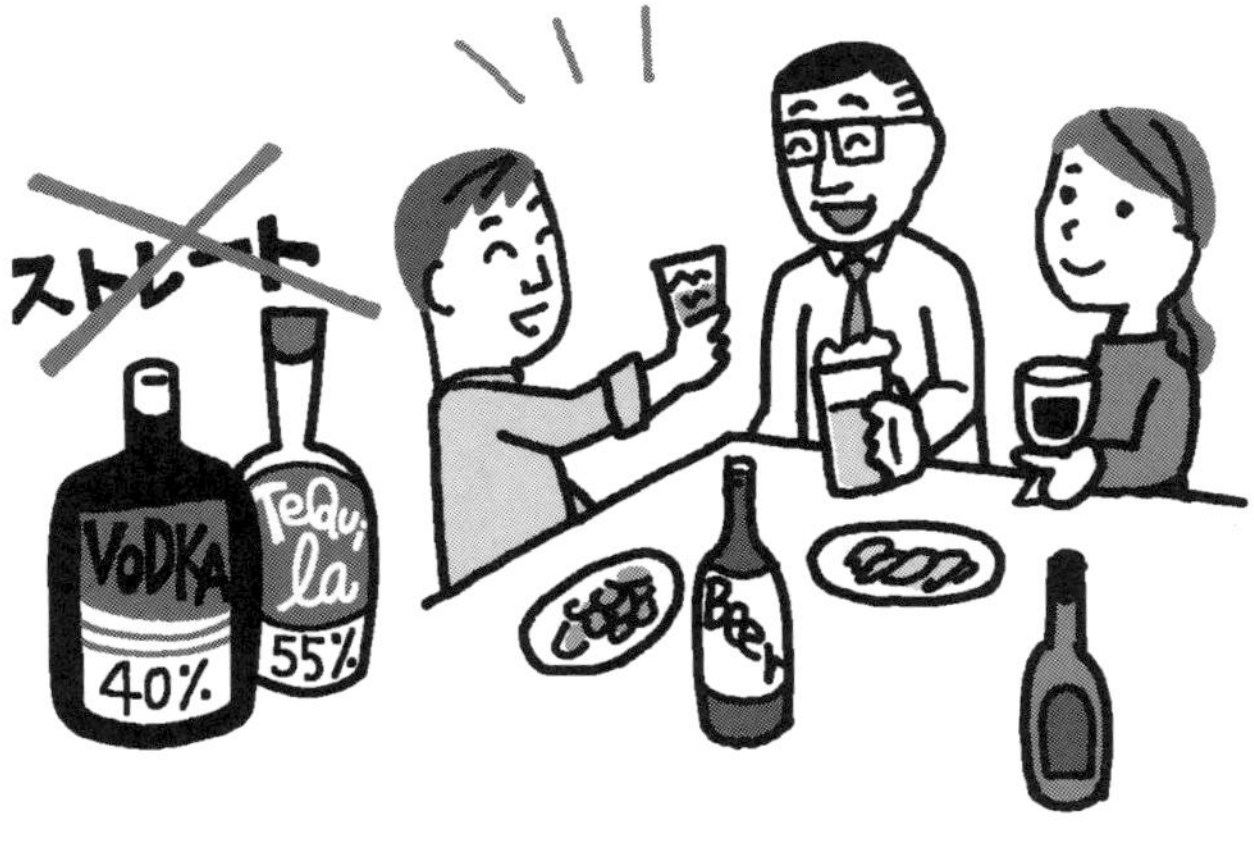

Q15

黒こしょう、とうがらし、葉酸など、「飲み込み力」をアップさせる食品があると健康雑誌で読みました。本当ですか？

A

嚥下反射の機能を高める効果があるかもしれませんが、動作としての「飲み込み力」を改善させることはありません。

「とうがらしに含まれるカプサイシンや黒こしょうの香り成分には、『飲み込み力』を高める働きがある」、あるいは「肺炎を繰り返す高齢者に葉酸《ようさん》を多く投与したところ、嚥下反射の改善が見られた」など、特定の物質や成分が誤嚥性肺炎の発症を減らすという研究報告があります。

しかし現在行われている研究のほとんどは論文レベルで、脳梗塞後や寝たきりの人など、重症の嚥下障害患者を対象にしています。この本を読めるくらいの人に効果があるかどうかは、はっきりしません。

これらの研究の多くは、「反射機能を高めれば『飲み込み力』が改善する」と説明しています。しかし、老化で嚥下機能が衰えた人を多く診《み》てきた私としては、「ほとんどの患者さんは嚥下反射が起こっても十分にのどが上がらない」ことが問題だと考えています。多くは、反射回路よりのどを動かす筋力が衰えているからです。

たとえ特定の成分で嚥下反射を起こすことができても、しっかりと飲み込めない状態に変わりがないことが多いのです。黒こしょうやとうがらしなどをとったとしても、「飲み込み力」を改善させるには至らないでしょう。

しかしこれらの成分は、「肺炎を防ぐ」という点ではある程度期待できると考えられます。それは同じ反射でも「咳反射の改善」のほうです。

咳が出て、気管に入った異物を外に吐き出すことができれば、誤嚥性肺炎になることはありません。これらの成分は「飲み込み力」ではなく、「吐き出し力」への効果が期待できると考えています。

Q16

嚥下機能が低下する最大のリスクはラクナ梗塞＝動脈硬化と雑誌に書いてあったのですが、どういうことでしょうか？

A

ラクナ梗塞は嚥下機能低下の原因のひとつですが、のどの筋力の衰えのほうが大きなリスクになります。

ラクナ梗塞《こうそく》は、高齢者になると起こりやすい細い血管の脳梗塞で、嚥下機能を低下させる原因になります。しかしラクナ梗塞は、嚥下機能だけでなく体すべての運動機能や感覚機能を低下させますから、嚥下機能に限った問題ではありません。

筋力低下などさまざまな原因によって嚥下機能が弱くなることを考えると、少なくともラクナ梗塞が最大のリスクではないことは確実です。

その証拠に、ラクナ梗塞がたくさんあっても嚥下障害でない人は大勢いますし、逆にラクナ梗塞が少なくても嚥下機能が弱くなっている人も大勢います。そして、嚥下障害の診断のためにラクナ梗塞をＭＲＩで調べるということは、一般的な外来ではほとんど行われていません（もちろん、麻痺が起こるようなひどい脳血管障害の有無は調べます）。

もし嚥下機能を低下させている最大のリスクがラクナ梗塞であれば、残念ながら体力を衰えさせないこと以外に防ぎようがありません。ラクナ梗塞は高齢になれば例外なくすべての人に起こりますし、ラクナ梗塞そのものを治療する方法はないのです。

ラクナ梗塞も脳梗塞ですから、発症後に行う治療法は脳梗塞と同じで、「リハビリ」しかありません。

例えば脳梗塞になって、手が動かなくなったらどうするでしょうか。

脳梗塞そのものを治すこと、すなわち脳を元に戻すことはできません。そのかわり手を積極的に動かすこと、動きが悪くなった部分を強制的に動かすことで、機能を改善させようとします。

これを飲み込めなくなることに当てはめると、嚥下障害のリハビリは「飲み込む動作を練習する」ことになります。ですから、ラクナ梗塞が原因で「飲み込み力」が弱くなっても、結局するべきことは「意識的にのどを動かす」ことになるのです。

「高血圧や糖尿病など、いわゆる生活習慣病は飲み込みに関係しますか？」という質問を受けることもあります。

もちろん、答えはイエスです。高血圧や糖尿病は、血管にダメージを与えるなどして体全体の機能を弱めます。これらの生活習慣病を予防することは、「飲み込み力」の維持に役立ちます。

しかし、高血圧や糖尿病を予防したからといって、のどを十分に上げられなければ意味はありません。これらの病気を予防しても、しっかり飲み込めるように、のどを動かす動作をスムーズにすることはまったくできないのです。

原因がどうであれ、飲み込むことが「動作」である以上、その動作そのものを鍛えることが最高の訓練法になります。その唯一の訓練法が「のど上げ体操」なのです。

第6章

「飲み込み力」を鍛える方法を見つけるまでの道のり

「飲み込み力」の低下は負のスパイラルを招く

日本では誰もが、いくつになっても高度な医療を受けることができ、そのためがんや心疾患、脳血管疾患などの重篤な病気からも命が救われるケースが数多くあります。それによって〝生かされた〟高齢者が増え、「重症の嚥下《えんげ》障害」と誤嚥性《ごえんせい》肺炎の急増につながっています。

「病気なら治療すればいい」と思うかもしれません。しかし、老化によって体力が衰えて嚥下障害になると、元どおりに食べたり飲んだりできるまでに回復させることはとても難しくなります。

理由は二つあります。

一つは嚥下障害自体が招く悪循環で、どんどん病気が悪化していくからです。

もう一つは、重症の嚥下障害になると、リハビリは難しいからです。

嚥下障害は食べられなくなる病気ですから、**日常生活に必要なエネルギーを摂取す**

ることができなくなり、体力や抵抗力がどんどんなくなっていきます。

本来、病気を治すためには、しっかり食べて体力をつけることがいちばん重要なのに、それができなくなるのです。

特に高齢者は、嚥下障害から栄養不足になるとサルコペニアが加速します。サルコペニアとは、筋肉量が減り、体の機能が低下する状態のことです。手や脚ばかりではありません。脳も栄養不足になると機能が低下して思考力が低下しますから、認知症のリスクも高まります。

免疫力も弱くなるので、すぐに風邪を引いたり重い感染症にかかったりします。こうなるとますます健康的な生活が難しくなり、生活力も低下していきます。

歯もうまく磨けなくなるために口中に細菌がたまり、その細菌混じりの唾液が気管に流れ込んで誤嚥性肺炎を招くといった流れです。

嚥下障害になると、この〝負のスパイラル〟でどんどん症状が悪化していきます。

さらに問題なのが、このような状態になっても症状がはっきりとしないことがあるということです。

誤嚥性肺炎のなかには、気づかないうちに肺炎が起こっている「不顕性肺炎《ふけんせい》」というものがあります。これは寝たきりや認知症の患者など、いわゆる体力が極端に衰えた人がかかりやすい病気です。

飲み込み力が弱くなった結果、のどの中に唾液《だえき》や食べものの残りカスがたまってしまい、それが気管のほうに流れ込みます。でも、それだけなら肺炎は起こりません。それらが気管に入れば、咳をして気管から外へ出すからです。

飲み込む力が弱くなったうえに、気管の感覚や呼気を出す力が衰えると、気管に入った異物を外に出せなくなってしまいます。極端に体力が弱くなると感覚も鈍くなるので、自分の唾液が気管に流れ込んでいるのに気づかないのです。呼吸筋も感覚も、すっかり弱りきっているというわけです。

こうなると不顕性肺炎を引き起こしやすくなります。

もし、高齢の方が「最近まで食事中や寝ているときによくむせたり、咳き込んだりしていたけど、この頃は静かになった」というのなら要注意。「こじらせた風邪が治ったのだろう」などというのは誤解もいいところです。それは、もうむせる力も咳き込む力もなくなってきているということ。よくなったどころか、「吐き出し力」が低下し、全身の機能が衰えているということなのです。

重症の嚥下障害になるとリハビリは難しい

なぜ、私が「早くから、のどを意識的に動かせるようにしないといけない！」とこれほどまでに力説しているのか。

それは、老化で重症の嚥下障害になると、体力と理解力が衰えていることが多く、有効なリハビリができないからです。

治療法であるリハビリについて、少し専門的な話をします。

嚥下障害のリハビリには、食べものや飲みものを実際に飲み込んで行う「直接訓練」

と、ものを飲み込まないで行う「間接訓練」があります。間接訓練は、舌や首を動かす体操やスプーンで口の中を刺激することなどが中心です。

臨床の現場では、訓練の効果があるとされているのは「直接訓練」で「間接訓練」は効果がかなり弱いことが知られています。

これは、当然のことです。

直接訓練で実際に飲み込む訓練をするほうが、飲み込む動作を行わない間接訓練より効果が高いに決まっています。

それなら直接訓練を行いたいところですが、そう簡単にはいきません。直接訓練には、誤嚥のリスクが常にあるからです。誤嚥してしまうと、肺炎や窒息の危険性があるので、簡単に何でも飲み込ませることができないのです。

確実に飲み込めるという保証がなければ、安全に訓練を行うことができません。医療関係者は安全性を重視しますから、誤嚥の懸念があればこの訓練自体が行えません。誤嚥の心配があるなら、「食べものを口に入れずに飲み込む動作を練習すればいいのでは」と思うかもしれません。この本で説明した「のど上げ体操」ですね。

しかし、重症の嚥下障害になると理解力と体力が弱くなるので、何かを飲み込まないでのどを上に動かすことを習得させるのはほぼ不可能。いくら重症の嚥下障害であっても、のどの中に食べものや飲みものを入れざるをえないのです。

直接訓練を行えば嚥下機能が改善するかというと、必ずしもそうともいえません。直接訓練にはもう一つの限界があります。

それは、反射に頼った飲み込みを続けていても、効果には限界があるということです。反射的に行う嚥下では、最低限しかのどが動きません。のどを上に動かす筋肉に、しっかりとした負荷をかけることができないのです。また、のどをしっかりと動かすということを無意識で行うだけでは、誤嚥しないような飲み込み方はできません。

直接訓練では食事にとろみをつけて飲み込みやすくしたり、飲み込みやすい体位をとったりして、食事をすることになります。

これらの直接訓練は「食事のバリアフリー化」なので、機能そのものの改善は難しく、現状維持以上の効果は期待できないということです。

結局、リハビリとはいいながらも、何とかして口から食べてもらうことで飲み込み力が少しでも衰えないようにすることが精一杯。口から食べることを止めてしまったら、飲み込み力が急速に衰えて、もう元には戻らなくなってしまうのです。

直接訓練でも効果ははっきりと表れないことも多いのですから、間接訓練ではさらに限界があります。したがって臨床の現場では、直接訓練が行えれば間接訓練は補助的にしか行われません。

現状の医療では、老化で重症の嚥下障害になってしまうと、有効なリハビリをするのはとても困難だということなのです。

嚥下障害の予防は今後の大きな課題

「現状行われているリハビリをすれば嚥下障害は治る」と思っている人に対しては、「甘い」というしかありません。残念なことに、老化によって重症になった場合、リハビりをしてもほとんど元どおりに改善することはありません。

手術も治療手段としてあります。確かに手術を受ければ、誤嚥することはなくなります。しかし首の前に穴が開き、声をまったく出せなくなります。

飲み込む動作は自力で行う以外にありませんから、口から飲み込めなくなったら、胃ろうや鼻からのチューブを通して栄養を体内に入れるしかありません。

そうなる前に予防することがとにかく大事です。

意識的にのどを動かす訓練を行えれば、予防効果はとても大きいものがあります。これは私の発見ではありません。今述べたことは、嚥下に携わる医療関係者のほぼすべてが知っていることです。意識的にのどを動かすことは「think swallow」（嚥下の意識化）と呼ばれていますし、のどを上に動かして数秒止める訓練は、「メンデルソン手技」として知られています。

しかし老化で重症の嚥下障害になった場合、患者さんの理解力と体力が弱くなっているので、ほとんど指導できないのです。

意識的にのどを動かせれば、食べものや飲みものを使わないで訓練ができるので、誤嚥の心配がなく飲み込む動作を訓練できます。また、普段より力強くのどを動かすことができるので、筋肉への負荷が大きくなり、トレーニング効果が高まります。

日本の高齢化はますます進んでいます。長寿であることはよいことですが、「健康寿命」はそれほど長くはないのが問題です。療養型病床に入院している人の半分は「重症の嚥下障害」だといわれ、また100歳以上の人も半分が寝たきりです。メディアではなかなかその実態が取り上げられませんが、実際は「寝たきり」＝「嚥下障害」。その数は想像以上に多いのです。

そういう人たちに食べさせようとすると、ものすごく時間がかかります。介護の現場はとにかく人手不足ですから、これはとても不可能です。日本の財政も厳しい状況にありますから、介護職員にいま以上にお金を注ぎ込んでいくのは無理な話なのです。となると、経鼻《けいび》チューブや胃ろう、手術を行うか、あるいは「自力で食べられなくなったら死」というヨーロッパ的な考え方をとるか、どちらかの選択肢しかありません。いま「重症の嚥下障害」への対応は、岐路に立たされているのです。

「飲み込み力」は鍛えられると確信！

老化で重症の嚥下障害になる患者さんが多くなっていることを踏まえ、重症になる前に「飲み込み力」を鍛えることが重要だと私は強く考えていました。飲み込む動作は自力でしか行えないので、自分自身が動作そのものを理解して練習するしかありません。患者さんに飲み込む動作そのものを、理論から方法まで専門的に指導する施設はありませんでした。

そこで２０１５年に開設したのが日本初の「嚥下トレーニング外来」です。この経緯についてお話ししましょう。

私が勤務する神鋼《しんこう》記念病院（神戸市）の耳鼻咽喉科には、他の病院と同じように嚥下外来というものがあります。ここには「まったくものを飲み込めない」患者さんがいらっしゃいます。

多くの患者さんは話ができないくらい状態が悪く、残念ながらこの本で説明した「のど上げ体操」の説明はなかなか通じません。結局、言語聴覚士の先生にまかせてとろみ食を食べさせたり、舌や首を動かしたりすることが精一杯です。

飲み込むことは「のどを上に動かす」といういたって単純な動作です。しかし、この簡単な動作を説明できないことを歯がゆく感じていました。

もっと早い段階で、「飲み込む動作そのもの」を教えられたらなあ……。

私は常々そう感じてきました。耳鼻咽喉科医として医療の最前線に立ったときから、まったく飲み込めなくなる前に、のどを上に動かすことを患者さんが意識的にできるよう指導できればいいと考えたのです。

ある日、「のどに痰《たん》がたまる」「のどが詰まる感じがする」などと訴える患者さんを診察しました。診てみると、のどの中に少量の唾液がたまっているだけで、腫瘍や炎症などの異常所見はありません。

いろいろ投薬してみましたがのどの症状はよくなりませんでした。異常がないのに、どうしてそのようなのどの不調が表れるのだろうか……。

教科書どおりに考えれば胃酸がのどに上がってくる、アレルギー、感冒などが考えられるのですが、どうもそうではなさそうです。

のどの中に唾液がたまるのは「飲み込み力」が弱っているひとつのサインです。「飲み込み力」が弱くなっているのだから、それを鍛えてみてはどうか。

そこで、その患者さんにのどのトレーニングを指導してみました。

具体的には「あごを引いて、歯をかみしめて、しっかり飲み込む練習を1日5回行ってください」というものでした。飲み込みやすいクセをつければ「飲み込み力」が向上するのではないかと考えたのです。

1カ月後にその患者さんののどの中を確認すると、それまでたまっていた唾液がすっかりなくなっていました。同時に「痰がたまる」「詰まったような感じがする」という症状もなくなっていました。

私は、自分で指導しておきながら、この著しい改善には驚きました。

「飲み込み力」は鍛えられる。そう確信したのです。

嚥下障害は大きな社会問題となっており、それは今後もどんどん深刻化していきそうです。しかし、それに対する予防策がないことはもっと問題です。この患者さんの診察をきっかけに、「飲み込み力」が弱りきる前に**嚥下機能を鍛えるトレーニングをつくろうと考えました。そうすれば嚥下障害を予防する、効果的なトレーニングを構築できると推測できたからです。**

このことが「のど上げ体操」、そして「嚥下トレーニング外来」につながっていったのです。

嚥下トレーニング外来での指導に自信

私が考える嚥下トレーニングが、どの程度「飲み込み力」アップに役立つかを確かめるため、高齢者施設に協力いただいて指導を始めました。

嚥下トレーニングについて説明すると、多くの人が興味をもってくださいました。そこで4～5人の小さなグループに分けて、一人ひとりに誤嚥しない飲み込み方やどの鍛え方について指導していきました。

ほとんどの人が、最近むせることが増えたと訴えていましたが、これまでは舌を動かしたり、声を出したりするくらいしか教えてもらっていないということでした。そこで、飲み込むときにはのど（喉頭《こうとう》）を動かすのだという、飲み込みの本質を指導したのです。参考になる資料がなかったので、試行錯誤しつつの指導でした。

毎週その施設に通って、入居している人たちにどれくらいの「飲み込み力」があるのか、どれくらいトレーニングをすればよいのかを、勉強させてもらったわけです。

指導させていただいたお一人に、85歳の男性がいました。

脳梗塞の既往をもっており、それに伴う嚥下障害も経験していました。幸い、しっかり食べられる状況でしたが、食事中にときどきむせる症状をみせていました。このままずっと食べ続けることができるかどうか、本人も不安に思っているようでした。

最初に私が診察したときは、のどが上がる高さが低く、なおかつ上がるスピードもかなり遅くなっていました。

そこで、のどを動かすということだけに焦点を絞ってトレーニングを開始。最初はのどをどのように動かしたらいいか、こちらもうまく説明できないし、本人もなかなかうまくできません。のどを上げて止めるために少量の液体を使ってみたのですが、むせてしまうこともありました。

それでも2週間くらいで自分の意思でのどを動かすことができ、2カ月ほど指導を続けていくことによって、10秒間止めることができるようになったのです。

自分の意思でのどを上げることができるようになると、介護職員も驚くほど飲み込みがよくなり、むせる回数が減っていきました。飲み込むときにのどがしっかりと上がり、そのスピードも速くなったからです。

本人も「楽に食事ができるようになった」と大喜びでした。

85歳の人でも、地道なトレーニングによって「飲み込み力」を高めることができたのです。これによって、誰でもトレーニングをすればのどを動かせるようになる、「飲み込み力」をアップさせることができるということが分かりました。

これは、指導する側にとって大きな自信につながる出来事でした。

そんな経験をもとに私が立ち上げたのが、**日本で初めて、そしておそらく世界でも唯一の「嚥下トレーニング外来」です。**

飲み込むことの〝見える化〟で、のどを動かすコツが分かる

「嚥下トレーニング外来」は、意思疎通が可能な嚥下障害の患者さんに対して飲み込む動作を理論的に説明し、患者さん自らの力で訓練をする外来です。

一般的な嚥下外来では、このような指導はほぼできません。一般的な嚥下外来を、患者さんが自らの意思で受診することはまずありません。

口から食べるのがほとんどできない患者さんを他科からの紹介で診察することがほとんどで、このような患者さんは「全身状態が悪い」、あるいは「脳梗塞などの脳血管障害がある」など、口の中に食べものを入れることさえ手間がかかるくらいだからです。

一般的に嚥下訓練は言語聴覚士という専門の職員が行いますが、嚥下トレーニング外来では私自らが直接指導を行っています。医師が行うという利点を生かして、さらに進歩したトレーニング法を指導することができるからです。

医師しかできない訓練法、それは飲み込むことを〝見える化〟して行うトレーニングです。

これはどういうことか、説明しましょう。

飲み込むことはのど（喉頭）を動かすことそのものなのですが、喉頭という器官は耳鼻科医くらいしかはっきりとは知りません。ですから、一般の人にのどの中の様子を説明することはとても難しいことです。

しっかり理解してもらうためには、患者さんの鼻から内視鏡を入れ、のどの様子をモニターに映し出し、患者さん本人に見てもらうことがベストです。

内視鏡による診察は、全国の耳鼻咽喉科でごく一般的に行われています。医師は、モニターを通してのどの炎症の様子や腫瘍の有無を診察するのです。しかし、モニターは医師が見るためのものですから、通常は患者さんから画面が見えない位置に設置されていることが多いのです。

これに対して嚥下トレーニング外来では、患者さんから見える位置にモニターを設置しました。患者さんは、モニターに映し出される自分ののどの様子を自分の目で観察できるわけです。

私は、モニターに映っている患者さんののどを見ながら、のどの動きを説明します。そして内視鏡を入れたまま、少量の水を実際に飲んでもらいます。

患者さんは自分ののどの映像を見ながら、飲み込むときにのどがどのように動くかを確認でき、この本で説明してきた「飲み込むときののどの動き」がひと目で分かるというわけです。

これが、飲み込むことの〝見える化〟です。

のどの動きが悪くなっている人も、自分ののどを見ながら私が「のど上げ体操」を指導することで、徐々にのどを動かすコツがつかめるようになってきます。

通常、３カ月を目途として嚥下トレーニングを指導します。

飲み込むことを〝見える化〟することで、嚥下トレーニングを飛躍的に分かりやすく指導することができるようになりました（これを専門用語では「バイオフィードバック」といいます）。モニターに患者さんののどを映し出し、本人に見せることは、嚥下トレーニング外来の真骨頂ともいえる診察スタイルなのです。

読者の皆さんも、のどの中を見たことがあるという人は少ないと思います。

どうしてものどを意識的に動かせない人は、近くの耳鼻咽喉科に頼むこともできるかもしれません。内視鏡はほとんどの耳鼻咽喉科にありますから、モニターを通して自分ののどを見せてもらうよう、先生にお願いしてみるのもひとつの方法です。

＊「嚥下トレーニング外来」は、神鋼記念病院（神戸市）にあります。この外来は内視鏡検査で嚥下機能が低下していると診断された症例（兵頭スコア※が1以上）を対象としています。「のど上げ体操」を習得するのにある程度の理解力が必要なので、認知症の人は受診できません。また、外来は完全予約制で、直接の予約の場合は紹介状が必要です。

※兵頭スコアとは、耳鼻咽喉科医が嚥下機能を検査する「嚥下内視鏡検査」での評価基準。

嚥下トレーニング外来で、「飲み込み力」を改善させた人々

嚥下トレーニング外来は週1回の診察で、1日6人までしか診ることができません。私一人で担当しているので、大勢の人を診ることができないのです。

そんな限られた条件の下での診察ですが、これまでに200人ほどの「飲み込み力」を改善させることができました。改善率は90パーセント超です。

改善率が高いのは、ある程度患者さんを選んでいるからです。というのも、認知症で自分の意思表示も難しいような人は「のど上げ体操」の指導ができないし、寝たきりでほとんど動けない人は「飲み込み力」の回復は難しいからです。

逆にいえば、飲み込みの機能が衰えきっておらず、嚥下トレーニングへの理解力があり、なおかつ本人に「やる気」のある人なら、衰えた「飲み込み力」を確実に改善できるのです。

ここでは、嚥下トレーニング外来を受診して、「飲み込み力」を改善させた人のエピソードを紹介しましょう。

ある日、「新聞で嚥下トレーニング外来の紹介記事を読んだ」という80代の男性が来院しました。

その男性は脳梗塞の既往があり、加えて老化による「飲み込み力」の衰えもあって食事中に頻繁にむせるようになったということでした。むせることを気にするあまり人前で食べることができなくなり、大好きだった外食も行けなくなっていました。

しかし、新聞で嚥下トレーニング外来の記事を見て、「ここなら何とかしてくれるかもしれない」ということで訪ねてきてくれたのです。

私は、この男性が自分で新聞を読み、自分の意思で来院したことで、「この人はきっとよくなるだろう」と思いました。

というのも、患者さん自身の「やる気」がすごかったからです。

嚥下トレーニングは本人の「やる気」がもっとも大切です。

飲み込むことは自分にしかできないことですから、家族に引っ張られていやいや来るような人は絶対に改善しません。

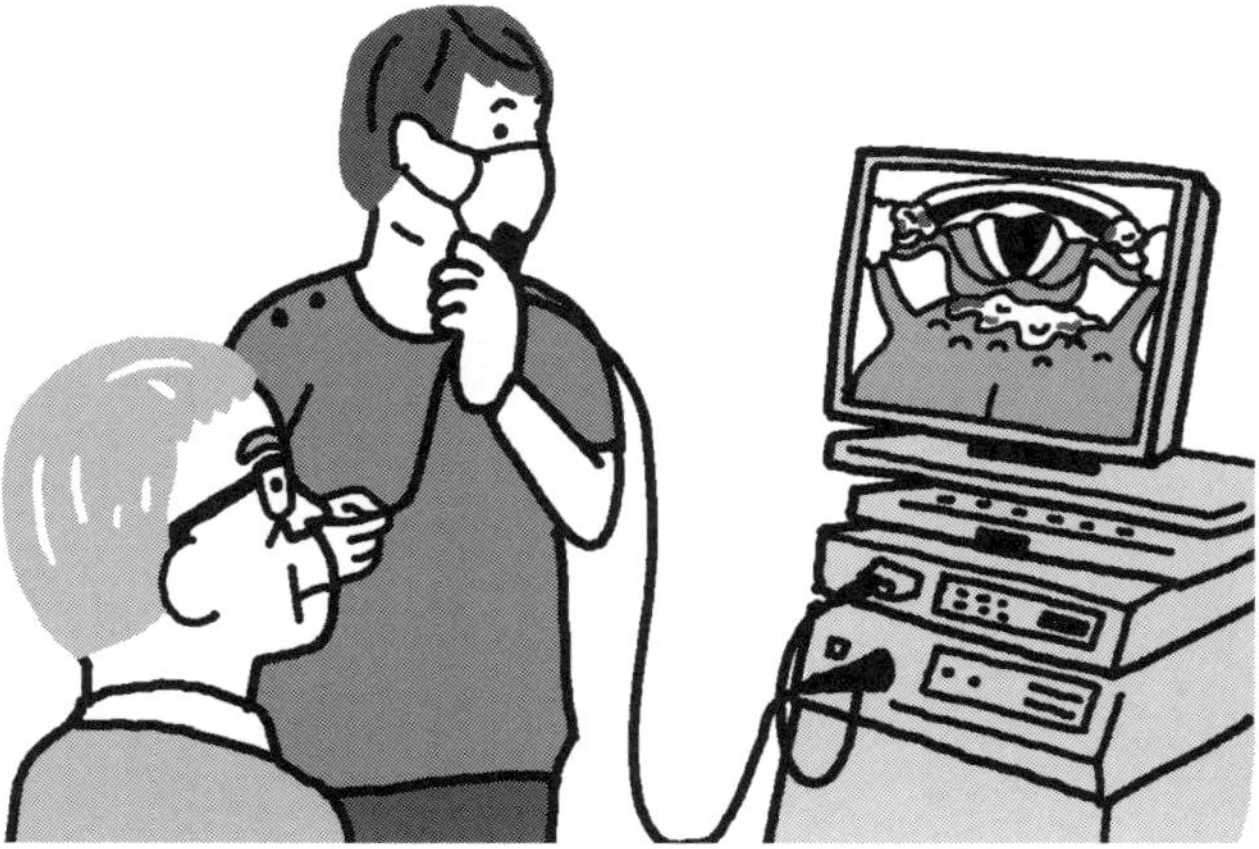

しかもこの男性は「新聞を読める」くらいの高い理解力もあります。「のどが上に動くことが飲み込むことだ」と理解できればよいわけですから、何の問題もありません。また、移動は車椅子でしたが寝たきり状態ではなく、ある程度の体力もありそうでした。嚥下トレーニングが成功するかどうかは、やる気、理解力、体力にかかっているといっても過言ではありません。

3カ月の嚥下トレーニングの結果、男性はほぼ100パーセント「飲み込み力」を回復することができました。奥様と一緒に外食にも行けるようになったと、たいへん喜んで挨拶にいらっしゃったときの笑顔は忘れられません。

もう一人、こちらは50代の女性の話です。

彼女は自分の飲み込みの問題で来院したのではなく、80代の父親が「うまく飲み込めなくなった」ということで、その付き添いでいらっしゃいました。

父親は認知症の気配もなく、理解力もしっかりしているようだったので、さっそく内視鏡を通してのどの中を見せ、飲み込みのメカニズムを解説し、のどを意識的に上げるよう指示しました。そうするとすぐに、のどを動かせました。

診察台のとなりに付き添っていた女性も、モニターに映し出される父親ののどの動きに興味をもったらしく、自分でものどを上げようとします。しかし、なかなか思いどおりにのどを動かすことができませんでした。つまりは彼女自身が「のどの認知症」だったのです。

父親の飲み込みの悩みで付き添いとして来院したのに、自分のほうが「のどの認知症」だったということが判明したわけです。彼女自身も「のど上げ体操」をするようになり、すぐに「のどの認知症」を治すことができました。

50代と若くても、のどを意識的に動かすことができない人は大勢います。このように、何かのきっかけで「のどの認知症」を脱出できたのはとても幸運だったといえるでしょう。

あなたも、この本をきっかけに「のどの認知症」を治してください。

「のど上げ体操」をより多くの人に広めるために嚥下トレーニング協会を設立

嚥下トレーニング外来では、嚥下障害の患者さん、つまりかなり「飲み込み力」が弱くなった人を診療しています。しかし、意識的にのどを動かす練習はできるだけ早くからするほうが習得が簡単で、効果も表れやすいと感じていました。

このような活動をしているうちに、誤嚥性肺炎の問題が大きく騒がれるようになってきました。

そんな中、私は２０１７年８月７日に放送された「主治医の見つかる診療所」（テレビ東京系）という番組に出演させていただき、そこで「のど上げ体操」や嚥下トレーニング外来についてお話しさせていただきました。

そのとき、番組に出演されていたタレントやアナウンサーの皆さんに、「のど上げ体操」ステップ3の「のどを意識的に上げて10秒止める」ことをするよう伝えると、私が指導することなく7人全員がのどを上げて止めることができました。

わずかな時間で簡単に「のどの認知症」を脱出し、将来の嚥下障害や誤嚥性肺炎を防ぐことができるのですから、これをもっと多くの人に広めたいとの思いをいっそう強くしました。

その番組で、ボイストレーナーの玉澤明人先生と知り合うことができました。玉澤先生は株式会社そらうみを運営し、声を含めた体のトレーニングを指導。さらには嚥下機能の改善にも取り組んでいらっしゃいました。

実際に玉澤先生ののどぼとけを見てみると、本当に上下によく動き、その可動域も人並み外れて広いことが分かりました。もちろん、「意識的にのどを上げる・下げる」ことも簡単にできました。

医療機関は病気にかかった人を診療するところなので、予防トレーニングを指導することはなかなかできません。嚥下障害を予防することは非常に重要なことなのですが、その具体的な対策が医療機関ではほとんど行われていないのが現状です。

そのため私は「からだの健康維持のためにフィットネスクラブがあるように、のどを意識的に動かして鍛える場所をつくることが肝心だ」と考えていました。

そこで、玉澤先生に一緒に活動をしていただくよう提案しました。先生の活動にのどを意識的に動かすトレーニングを加えると、よりよい「飲み込み力」を鍛えるトレーニングを構築できると思ったからです。

２０１７年、玉澤先生と協力して、嚥下トレーニングを普及させるための「一般社団法人嚥下トレーニング協会」を設立しました。嚥下障害を予防することをはじめ、のどの老化を防ぐトレーニングを広める活動をするためです。

現在、意識的にのどを動かすトレーニングを集中的に行う場として、「のどトレ教室」が東京と神戸にあります。この教室は6人までの少人数制で、のどが直接かかわる「飲み込み」「発声」「呼吸」の三つを、誰にでも分かりやすく指導しています。また、のどを意識的に動かすことに、発声や体を動かすトレーニングを加えたプログラムを大人数で行う「ヴォーカリズム」があります。

嚥下トレーニング協会を通じて、嚥下トレーニングを指導できるトレーナーや教室を増やす活動を行っています。また、嚥下についての情報発信も積極的に行っていきます。

協会の公式ホームページには、「のど上げ体操」の指導用動画や内視鏡で撮影した飲み込み時ののどの動きなどの動画もアップしています。ぜひ、皆さんの「飲み込み力」アップにご活用ください。

また、この協会では、のどを意識的に動かすトレーニングやそれを行ってくれる施設を認定する活動を行っています。「のどを意識的に動かすことを習得したい」、あるいは「指導したい」と考えていただけましたら、ぜひ協会にアクセスしてください。

おわりに

誤嚥を防ぐために「飲み込み力」を鍛えるトレーニングはいくつもあります。それらは、声を出したり、舌を動かしたりするというもので、いろいろな高齢者施設でも一般的に行われています。

もちろん、このようなトレーニングに効果がないわけではありません。しかし、これらの方法だけをそのまま、この本をお読みの皆さんが行っても意味がありません。なぜなら、これらの方法は、介護を受けるくらい体力が衰えている人を対象としているからです。

例えば、この本をお読みの人のほとんどが「パ、タ、カ」と発音しても飲み込み力は改善しません。なぜなら、この練習は脳血管障害などが原因で、この発音がうまくできない人が行うものだからです。皆さんの大多数にとって負荷が軽すぎます。

私は、嚥下トレーニング外来で、いろいろな患者さんと接し、どんなことに困っているのか、どこまでの訓練ならできるのかを、話し合いながら解決していきました。

その中で分かったのは、飲み込むという動作そのものを理解したうえで、それぞれの飲み込み力に合ったトレーニングをすることが重要だということです。

飲み込むという動作を理解し、その延長線上で訓練を行えば、飲み込み力を効果的に鍛えることができるのです。私が、嚥下のメカニズムを説明し、皆さんが経験したことのない動作をおすすめするのは、皆さんにとって意味のあるトレーニングをお伝えしたいからなのです。

もし、少し飲み込みづらさがあるくらいなら、飲み込む動作を意識して行うことから始めてください。残念ながら、飲み込むことを反射まかせ、無意識で行っていても、飲み込み力を効果的に鍛えることはできません。

のどは、あなた自身しか動かせません。医師が、薬を処方したり、手術をしたりすれば、のどを動かせるようにできるわけではないのです。のどの老化は、あなた自身でしか止めることができないからです。

今のうちであれば、飲み込むことをあなたの手の内に取り戻すことができます。ぜひ、あなたに合ったトレーニングを続けて、飲み込み力を高めてください。

嚥下トレーニング外来を開設させていただいている、神鋼記念病院。

この本を出版してくださった、時事通信社の皆さま。

私が監修した嚥下トレーニングを教える教室も開講していただいている、株式会社そらうみの皆さま。

そして、普段私を支えてくれている妻や息子に本当に感謝しています。
最後に、この本を読んでくださった皆さま、ありがとうございました。

2018年2月

浦長瀬 昌宏

【著者紹介】
●浦長瀬 昌宏（うらながせ・あつひろ）
医師・医学博士・耳鼻咽喉科専門医。
神鋼記念病院耳鼻咽喉科科長。

1972年生まれ。大阪市出身。神戸大学医学部卒業、神戸大学大学院医学研究科耳鼻咽喉科頭頸部外科学分野修了。神鋼記念病院耳鼻咽喉科で鼻治療や嚥下障害の予防を中心に耳鼻咽喉科の診療を行う。また、ENT medical lab主任研究員として、耳鼻咽喉科分野の臨床研究や嚥下機能の改善トレーニング指導を積極的に行っている。著書に『通院してもちっとも治らない アレルギー性鼻炎を本気で治す!』（時事通信社 2017年）、『9割の誤えん性肺炎はのどの力で防げる』（KADOKAWA 2017年）、『健康長寿は「飲みこみ力」で決まる！』（メイツ出版 2015年）、『「のど」をきたえて誤嚥性肺炎を防ぐ本」（監修 宝島社 2017年）などがある。
Email : uranagasejibi@gmail.com

●一般社団法人　嚥下トレーニング協会

ホームページでは、嚥下についての情報発信、嚥下トレーニング教室の案内、嚥下トレーナーの養成講座などを公開しています。お気軽にご覧ください。
URL：http://www.enge.or.jp
Email : info@enge.or.jp

●のどトレ教室（東京）

株式会社そらうみ　http://www.solaumi.jp/
そらうみスタジオ
東京都武蔵野市吉祥寺南町2-20-1-B8
TEL：0422-29-8461

●のどトレ教室（兵庫）

神戸新聞カルチャーKCC　http://k-cc.jp/
三宮教室
兵庫県神戸市中央区雲井通7-1-1 ミント神戸17階
TEL：078-265-1100
加古川教室
兵庫県加古川市加古川町北在家2311　神戸新聞東播支社2階
TEL：079-454-8110

誤嚥性肺炎《ごえんせいはいえん》が怖《こわ》かったら「のど上《あ》げ体操《たいそう》」をしなさい

2018年3月20日　初版発行

著　　者　浦長瀬 昌宏
発 行 者　松永　努
発 行 所　株式会社時事通信出版局
発　　売　株式会社時事通信社
〒104-8178　東京都中央区銀座5-15-8
電話03(5565)2155　http://book.jiji.com

STAFF
◆Editor　島上 絹子(スタジオパラム)&三浦 靖史
◆Designer　清水 信次
◆Illustrator　手塚 由紀
◆Director　舟川 修一(時事通信出版局)

印刷／製本　中央精版印刷株式会社

ISBN978-4-7887-1544-8　C0077　Printed in Japan